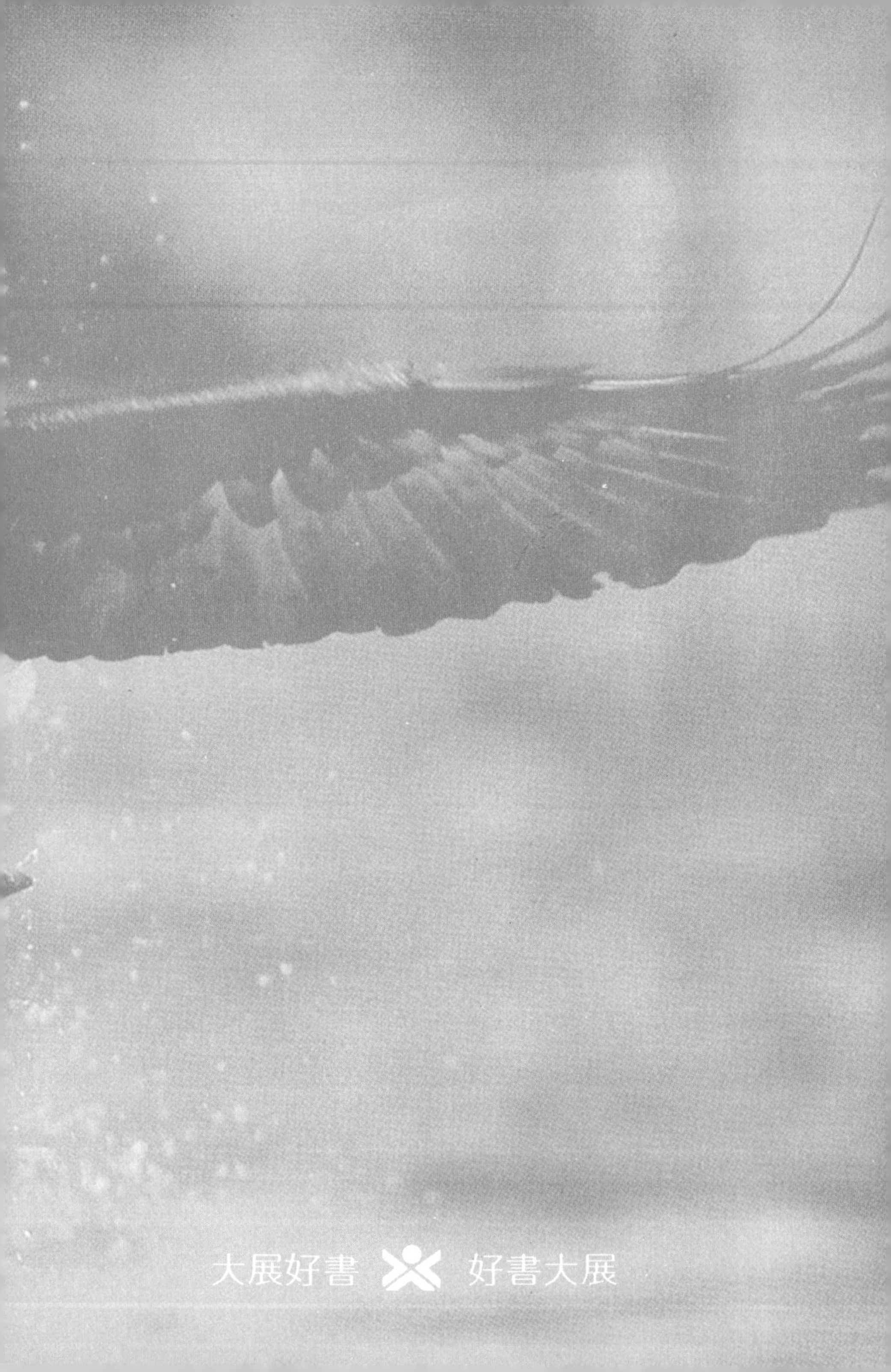
大展好書 好書大展

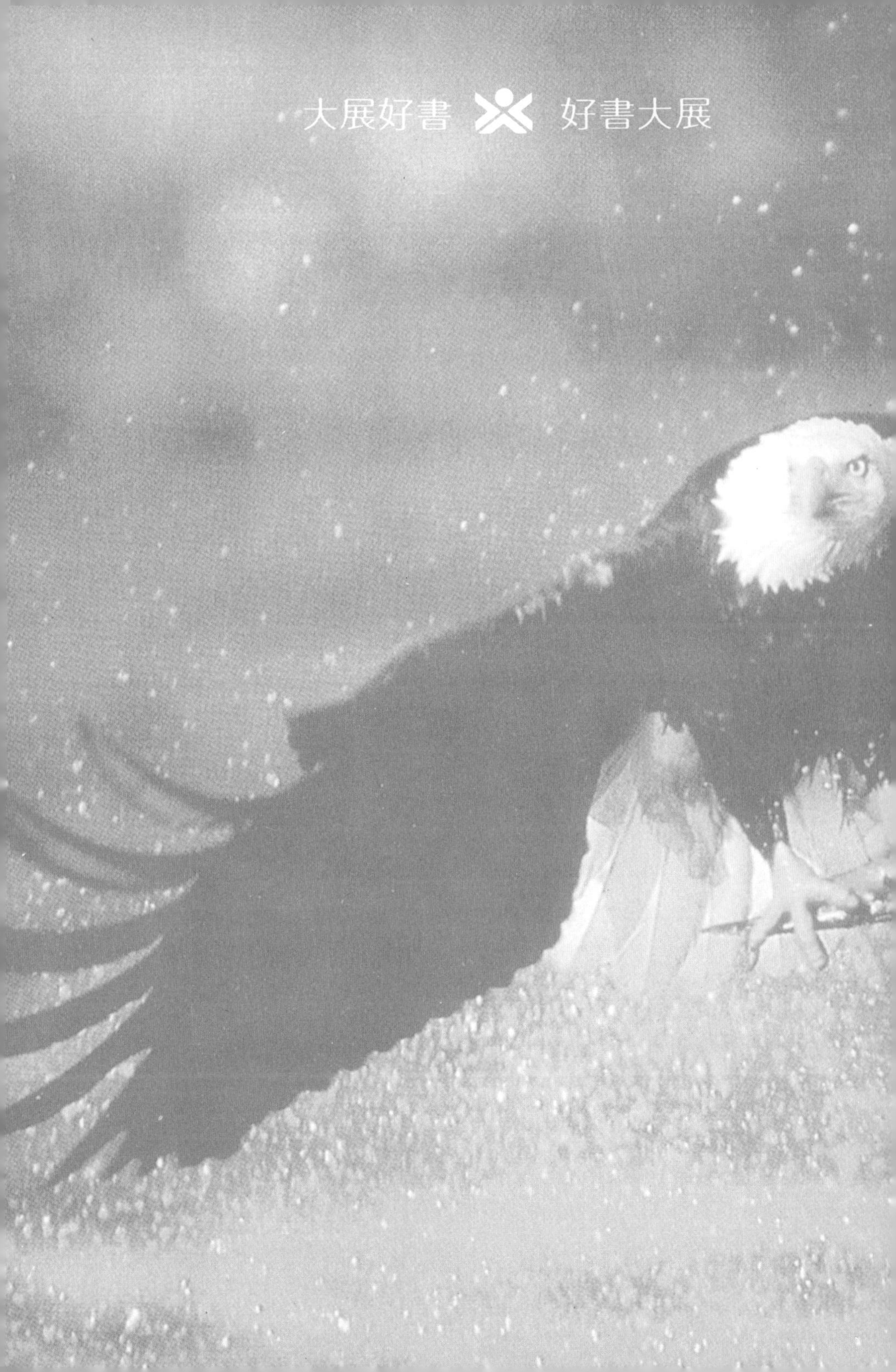
大展好書 好書大展

飲食保健 12

過敏者的飲食

●前　言

與昔日相比，近年的兒童疾病變化極大，令人驚愕。過敏性疾病顯著增加。

為過敏性疾病所苦者，即使接受精密的檢查，或使用上藥，也無法根治。因此，要改變想法，站在「飲食生活的變化」的立場來處理這個難題。

昔日原因不明、無法痊癒而放棄的過敏疾病，經由「復古食」，多半能夠得到解決。所以不要侷限在過敏反應這個狹隘視野中，要站在飲食生活不當而出現過敏反應警告的立場上來探討這個問題。為各位敘述即使不經由檢查，外行人也能夠充分了解，並予以實踐的內容。

身為母親者要以和食為基本來調理食物。除了能夠治療過敏性疾病之外，也能夠預防各種疾病，維護健康，同時成為偉大的主治醫師。

目錄

一日菜單集

斷奶中期、中等症的菜單・春／夏……4→132
斷奶後期、中等症的菜單・秋……6→134
斷奶後期、中等症的菜單・冬……8→136
授乳期母親的菜單……10→138
幼兒期、中等症的菜單・春……12→140
幼兒期、中等症的菜單・夏……14→142
幼兒期、重症的菜單・秋……16→144
幼兒期、重症的菜單・冬……18→146
學童期、中等症的菜單・春……20→148
學童期、中等症的菜單・夏……22→150
學童期、重症的菜單・秋……24→152
學童期、重症的菜單・冬……26→154
成人重症、調整食・小米……28→156
成人重症、調整食・諸……30→158

一品料理集

水果點心……32→34
具滿足感的點心……36→38
寒冷時的點心……40→42
使用芋類的點心……44→46
便當（中等症）……48→50
生日的菜單……52→54
秋天的行樂便當……56→58
聖誕宴會……60→59

●過敏者的飲食●

食物過敏的不同說法……63
四十年來飲食生活的變化與疾病的演變……70
營養與食物過敏……73
主因三大食品的發現法……76
除去食的實際——「回歸和食」……87

皮膚的過敏性疾病……93
異位性皮膚炎……93
「米」所引起的異位性皮膚炎……96
（1）嬰幼兒期前半（0～3歲）時的「濕潤型」……98
（2）幼兒、學童期（過了3歲）……99
★容易造成「米」的損害的飲食生活……100
「米」的除去法……101
異位性皮膚炎除去食療法的順序……104
呼吸器官的過敏性疾病……111
支氣管氣喘……111
治療氣喘從症狀較輕的時候開始……118
關於團體營養午餐的處理問題……120
植物油和蛋對氣喘造成影響……121
除去食療法的適用……122
過敏性鼻炎……127
杉木花粉症……130
一日菜單的作法……132～159
過敏者的飲食料理一覽表……160
●標準量杯・量匙・秤的使用方法……165

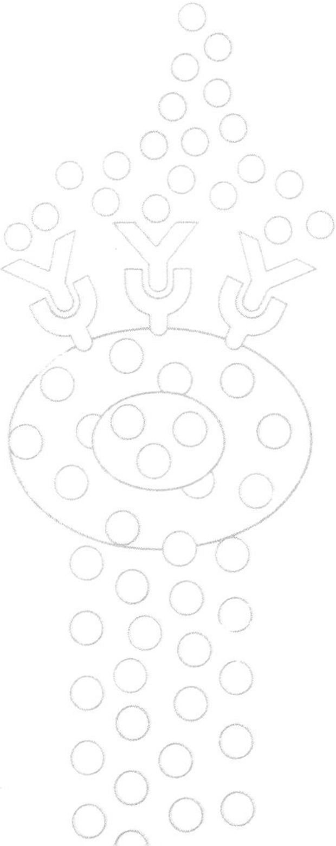

春天的菜單

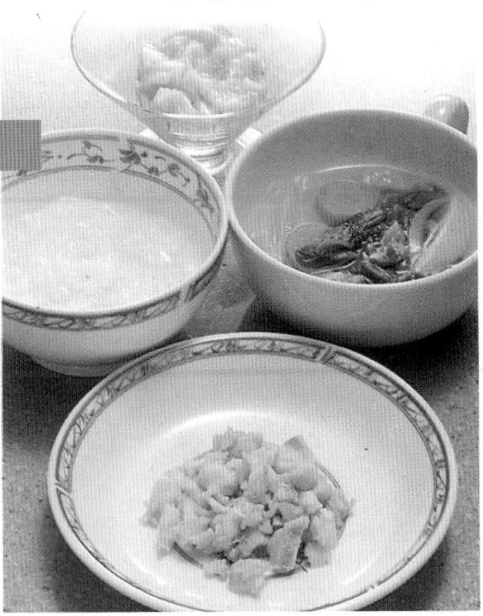

早餐

煮鯛魚　蔬菜湯
全粥　香蕉泥

●

出生後 8～9 個月斷奶期的飲食，相當於四階段法中的第二階段，去除植物油、蛋、牛乳。充分使用應時的魚或黃綠色蔬菜，確保蛋白質、維他命、礦物質。

蔬菜湯中的蔬菜，用湯匙搗碎，連汁一併給予，能順利食用。

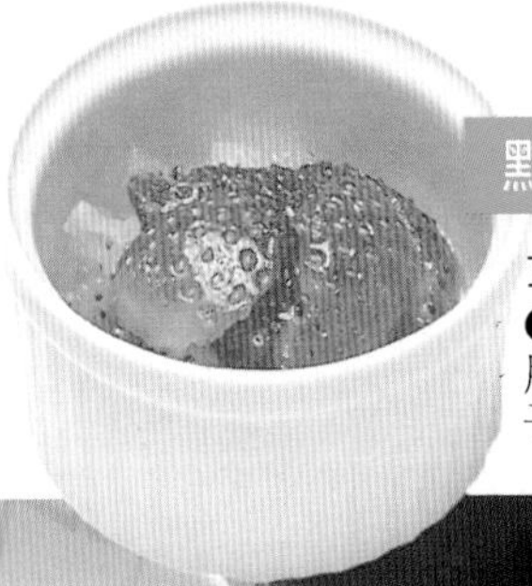

點心

草莓泥

●

用湯匙搗碎後給予，以免種子殘留在舌內。

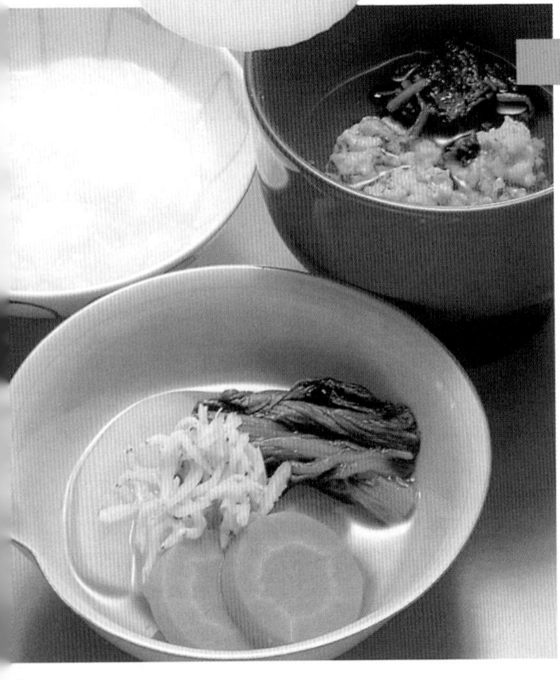

晚餐

墨魚丸子青菜湯
煮蔬菜和魩仔魚　全粥

●

墨魚煮成泥狀，也可以當成斷奶食使用。在煮物中添加魩仔魚，能夠補充鈣質。

作法110頁

●四群點數法營養價

	♠	♥	♣	♦	計
早餐	0.0	0.4	0.6	0.9	1.9
午餐					
點心	0.0	0.0	0.2	0.0	0.2
晚餐	0.0	0.4	0.4	0.9	1.7
合計	0.0	0.8	1.2	1.8	3.8

夏天的菜單

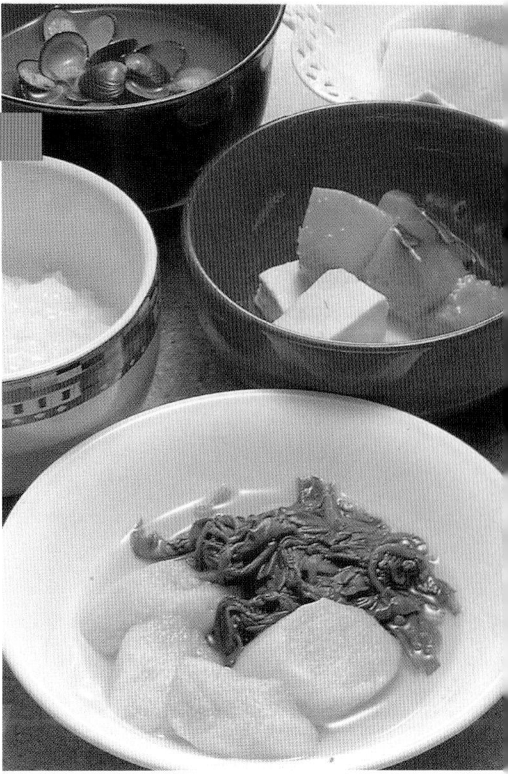

早餐

豆腐煮南瓜　麩煮菠菜
蜆味噌湯　全粥　桃

●

大豆製品是和食的基本食品。如果是中等症，除了豆漿以外可自由使用。麩是小麥粉製品，因此當成良質植物性蛋白質的來源。

點心

橘子汁

●

為了避免添加物，不要選擇已經搾好的果汁，而要用新鮮水果現搾。

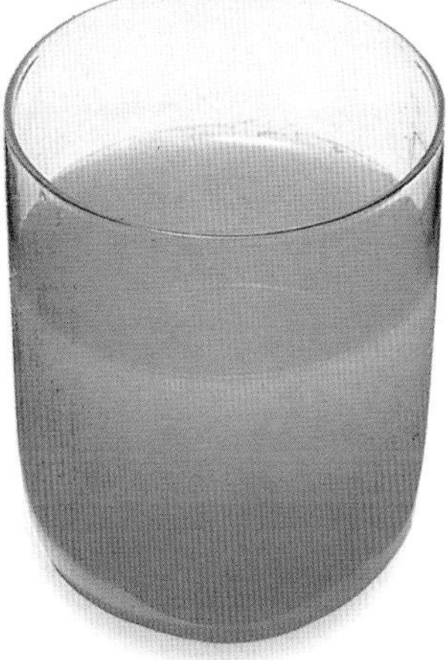

晚餐

煮烏龍麵　烤白帶魚　番茄

●

烏龍麵中添加各種蔬菜，煮軟之後加入魩仔魚。因為沒有放入產生甘味的材料，所以請利用高湯。

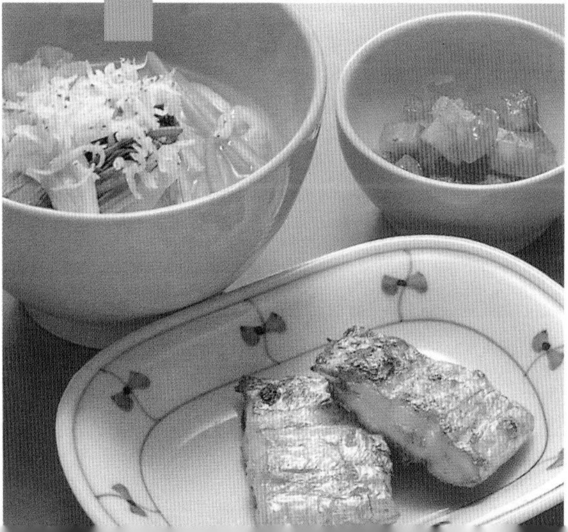

●四群點數法營養價

	♠	♥	♣	♦	計
早餐	0.0	0.5	0.6	1.1	2.2
午餐					
點心	0.0	0.0	0.3	0.0	0.3
晚餐	0.0	0.6	0.2	0.9	1.7
合計	0.0	1.1	1.1	2.0	4.2

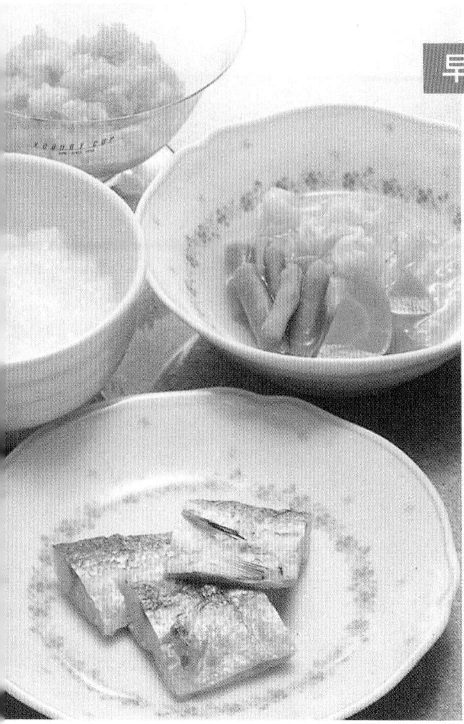

早餐

烤梭魚　白菜煮胡蘿蔔
全粥　蘋果泥

●
最好使用生魚，但是早餐要做比較麻煩，因此可以選擇柔軟的白肉魚，乾的也不要緊，只是要注意盡可能選取低鹽的新鮮產品。

午餐

蝦丸菠菜湯
綠醋拌水果
麵包捲

●
綠醋就是小黃瓜泥用甜醋涼拌而成的。若與水果混合，會使嬰幼兒容易入口。如果麵包捲很難吃，可以撕碎泡入湯中餵嬰兒吃。

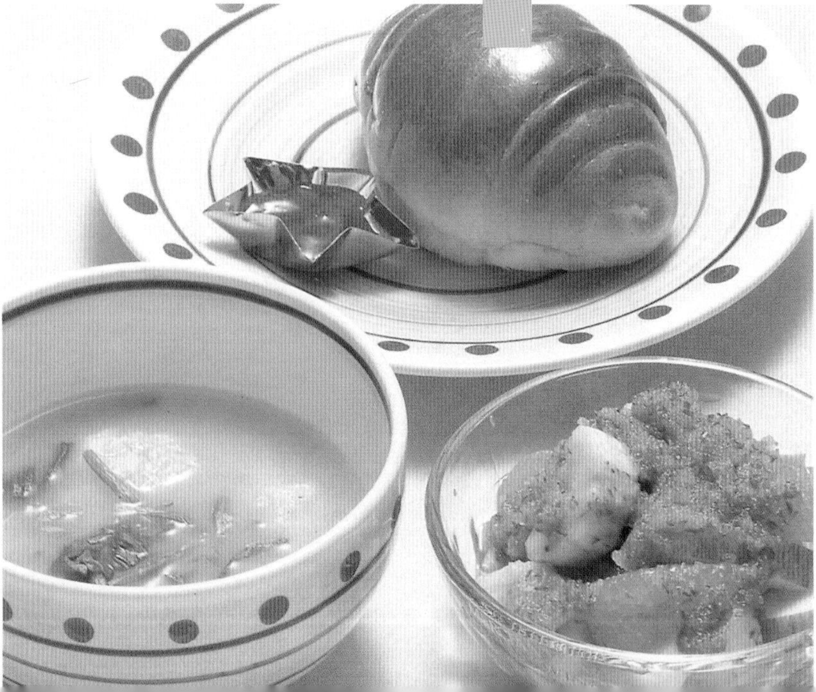

作法112頁

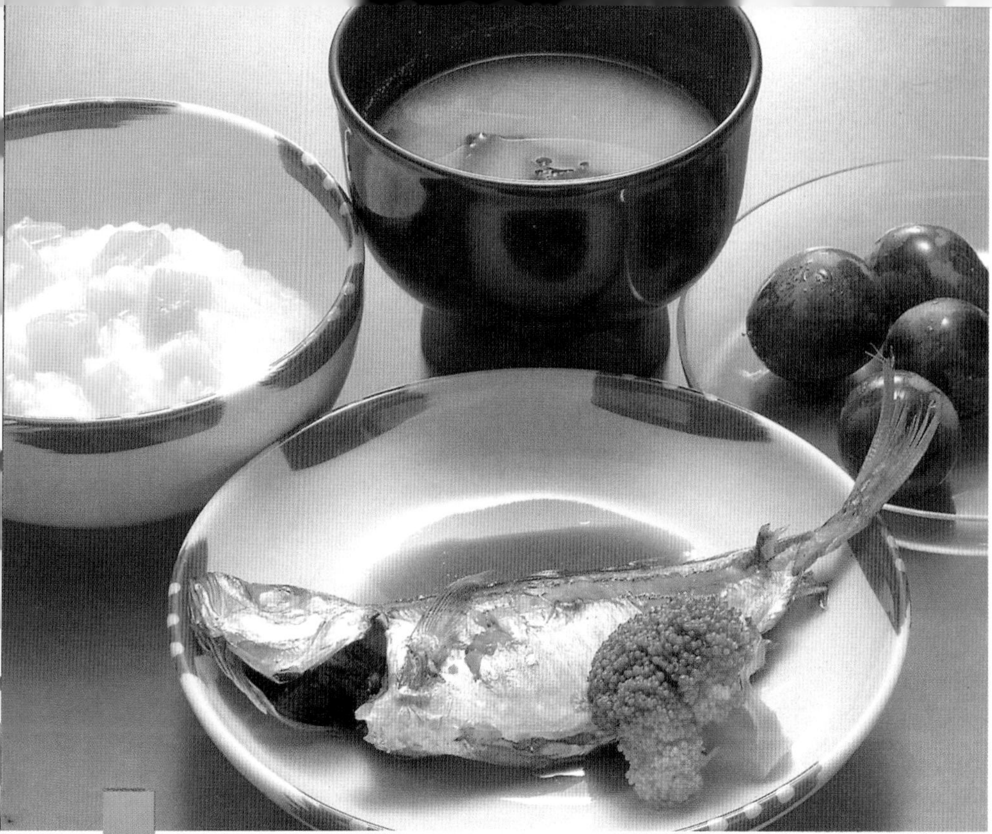

晚餐

地瓜粥　煮鰺魚花椰菜
紅白蘿蔔味噌湯　葡萄
●
若粥加入甘藷，就會有甘藷的甘甜味，幼小的孩子最喜歡吃。甘藷若煮軟就容易入喉。味噌湯加海帶芽能補鈣質。

點心

炒大麥粉飲料
煮栗子

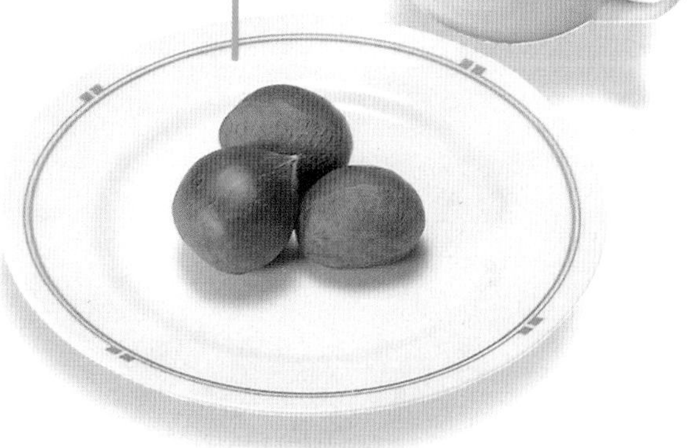

●四群點數法營養價

	♠	♥	♣	♦	計
早餐	0.0	0.6	0.4	1.2	2.2
午餐	0.0	0.3	0.6	1.7	2.6
點心	0.0	0.0	0.0	1.5	1.5
晚餐	0.0	0.8	1.3	1.4	3.5
合計	0.0	1.7	2.3	5.8	9.8

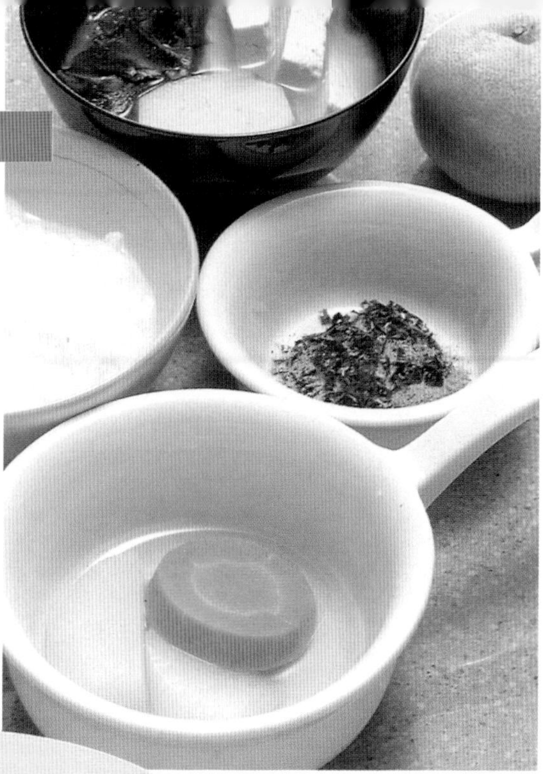

早餐

自製香鬆
煮紅白蘿蔔
豆腐芋頭味噌湯
全粥　橘子

●
香鬆要使用鰈魚的幼魚和綠海苔。雖然鰈魚的幼魚非常昂貴，但是若整個炒過之後，連骨頭都能食用，富含鈣質。如果還是覺得太貴，可以使用市售的高級魚鬆。

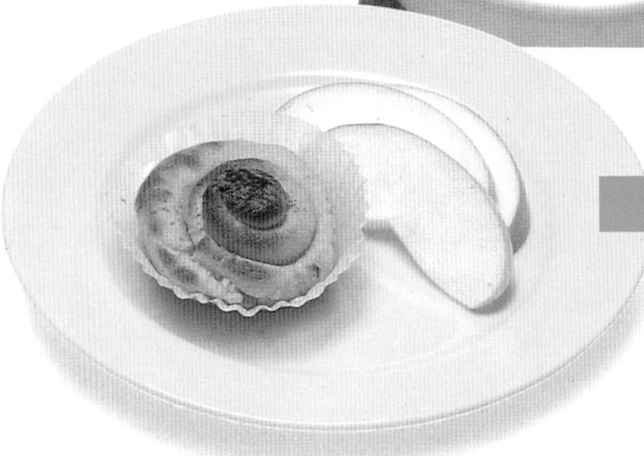

點心

烤番薯　蘋果

作法114頁

晚餐

鯛魚王魚片　牡蠣煎蛋
煮菠菜胡蘿蔔　軟飯

●
鯛魚、牡蠣是可以和蝦仁一起享受的菜。牡蠣煎蛋要放入剁碎的牡蠣以及洋蔥，沾麵粉煎。牡蠣含有豐富的維他命A和鐵質，同時也是最適合補充蛋的營養的材料。

●四群點數法營養價

	♠	♥	♣	♦	計
早餐	0.0	0.4	0.6	1.2	2.3
午餐	0.0	0.7	0.2	1.4	2.3
點心	0.0	0.0	1.0	0.5	1.5
晚餐	0.0	1.1	0.3	1.7	3.1
合計	0.0	2.2	2.0	4.8	9.1

午餐

雞肉白菜煮烏龍麵
煮黑鱸鮋

●

烏龍麵加入應時的蔬菜，兼具副菜的作用。黑鱸鮋肉質柔軟，是適合嬰幼兒吃的魚，如果沒有的話，可以利用其它的白肉魚代替。

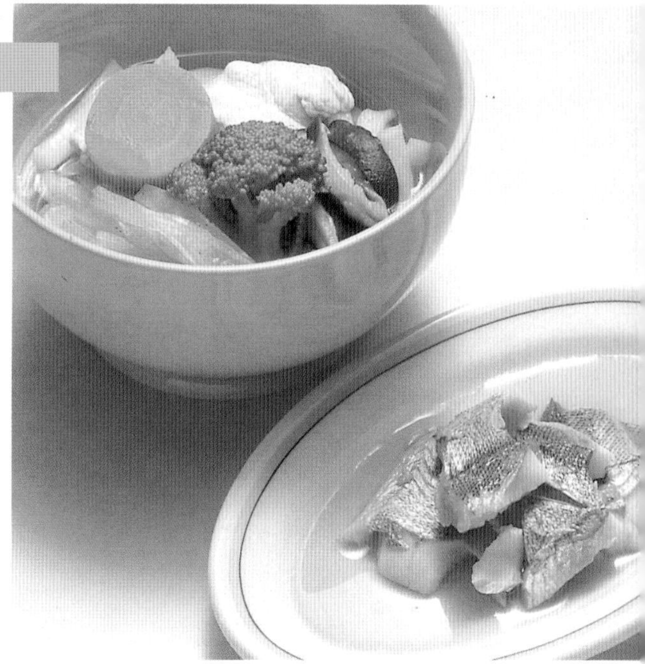

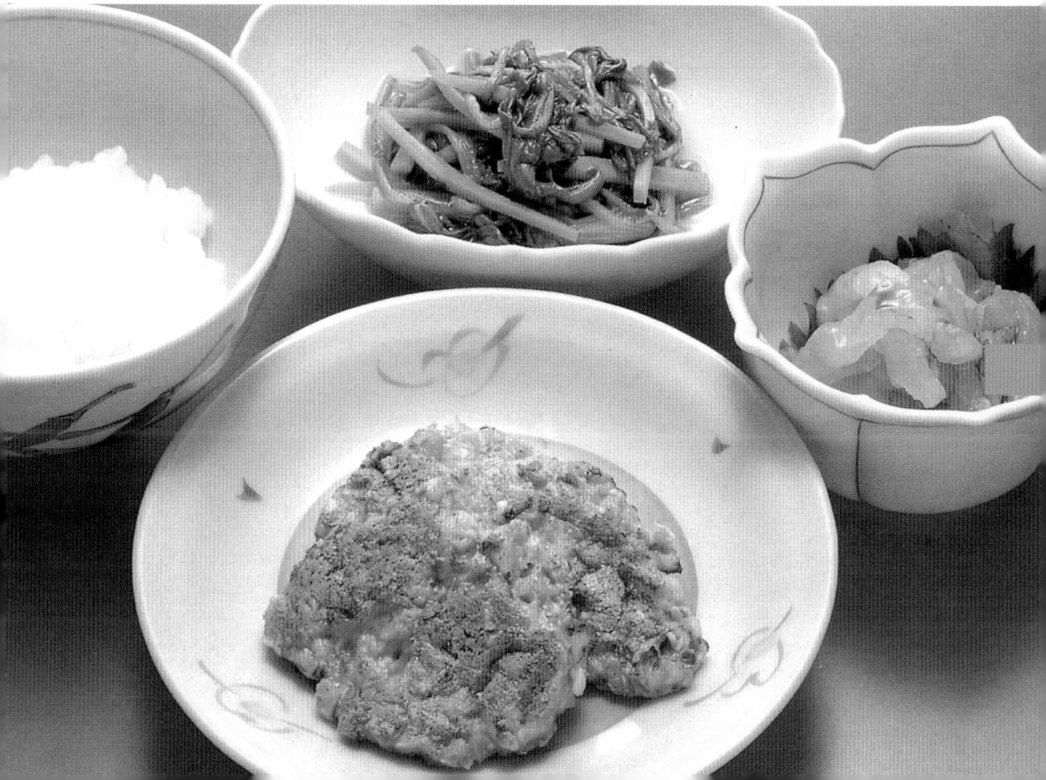

早 餐

納豆山芋
茼蒿拌芝麻
醃漬菜
紅味噌煮虎頭魚　飯

●

治療嬰兒過敏的對策，就是可藉著母親停止攝取成為過敏原的食品，改善母乳的品質，盡可能以母乳育兒來加以改善，這是非常重要的。在授乳中容易貧血，要補充蛋白質和鐵質。

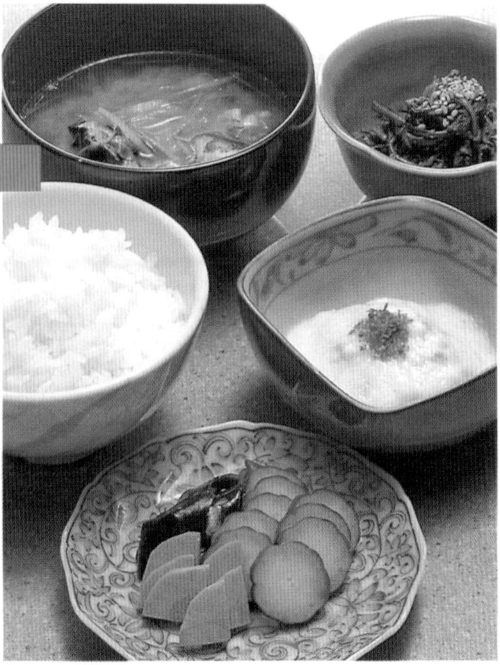

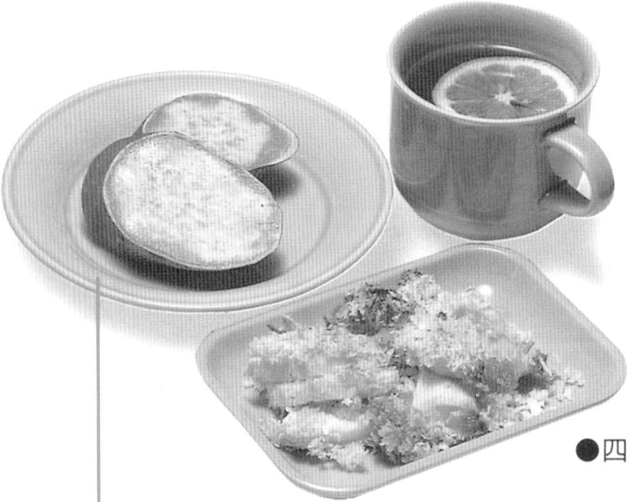

10時　蒸芋頭
15時　烤蘋果　紅茶

點 心

作法116頁

●四群點數法營養價

	♠	♥	♣	♦	計
早餐	0.0	1.2	0.7	4.4	6.3
午餐	0.0	2.0	1.0	3.5	6.5
點心	0.0	0.0	3.1	2.8	5.9
晚餐	0.0	3.2	2.3	5.7	11.2
合計	0.0	6.4	7.1	16.4	29.9

午餐

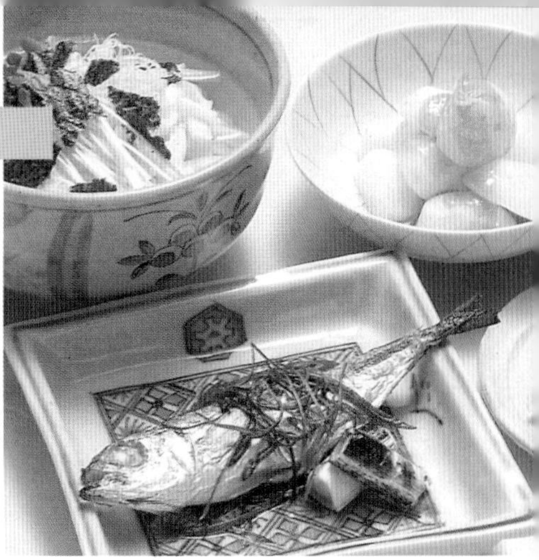

南蠻漬鰺魚　煮蕪菁
燻墨魚拌小黃瓜
昆布茶烏龍麵　蘋果

●

如果只有主婦一人吃午餐，可能就會食用簡便的食物。但是攝取營養均衡的食物非常重要，所以可以利用事先做好的料理或食品。南蠻漬可以配合晚餐的菜單多做一點，在午餐時吃。炸第二次之後可以連骨頭一起吃，富含鈣質。

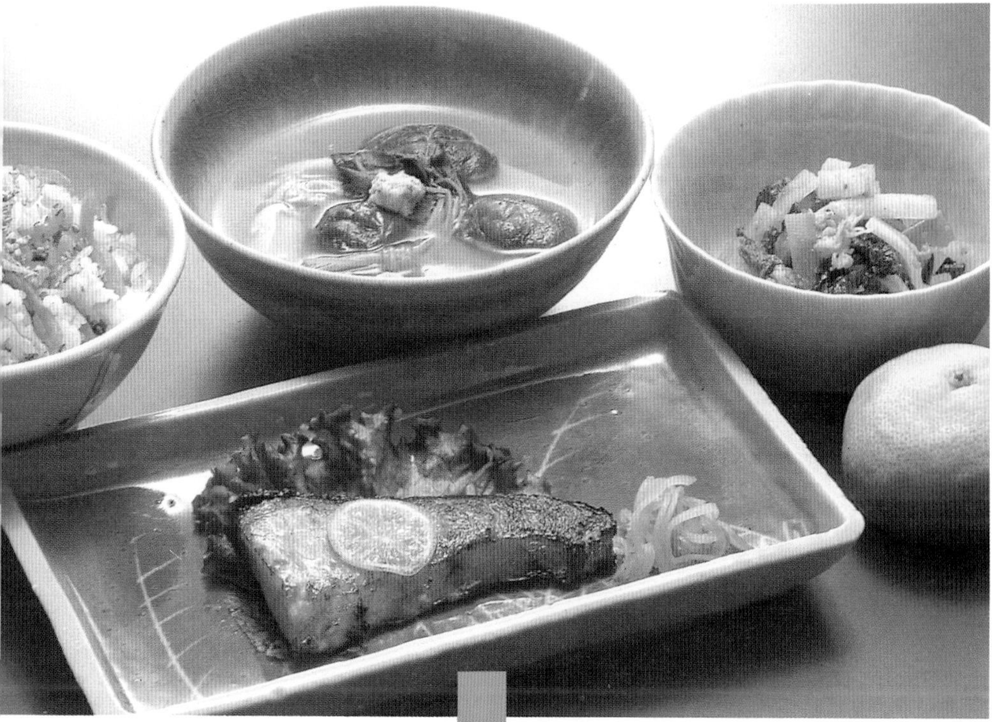

晚餐

蘿蔔飯　煎柚香鰤魚　香菇煮雞肉　紅白蘿蔔李子乾拌甜醋　橘子

●

蘿蔔飯是利用蘿蔔葉、蘿蔔乾和芝麻做的，是充滿鈣質的飯，做起來很方便。利用蔬菜增加飽感，可用來控制產後體重。

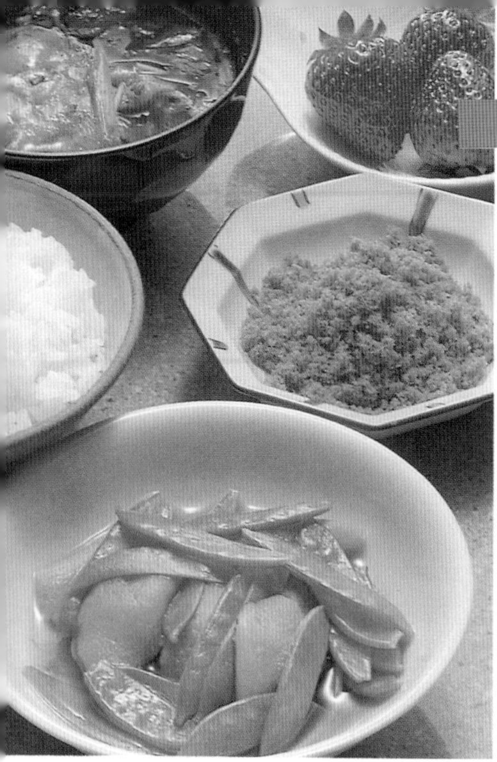

早餐

鯛魚鬆　麩煮豌豆片
鯛魚煮味噌　飯　草莓

●

早餐就吃鯛魚看似奢侈，但是如果能買到大型鯛魚，可以做成魚鬆，也可以煮味噌。前一天晚上做魚鬆，至於鯛魚塊則事先處理好，放入味噌煮就行了。

午餐

魚漢堡和煮馬鈴薯
法式三明治
肉丸子蔬菜湯
吐司配番茄醬

●

每餐都吃日式料理，會使味覺狹窄，所以偶爾也可以吃西式的菜。煎漢堡的油要用菜籽油，沙拉的調味醬要用紅花油或是感作度較低的油來調理。

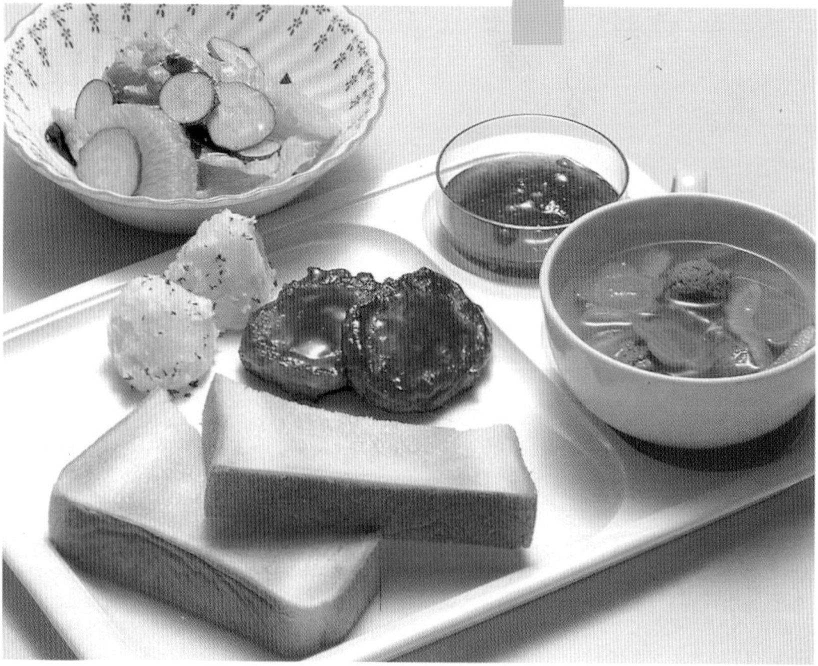

作法118頁

●四群點數法營養價

	♠	♥	♣	♦	計
早餐	0.0	1.3	0.3	3.3	4.9
午餐	0.0	1.5	1.1	4.3	6.9
點心	0.0	0.0	0.8	1.3	2.1
晚餐	0.0	1.3	1.8	4.1	7.2
合計	0.0	4.1	4.0	13.0	21.1

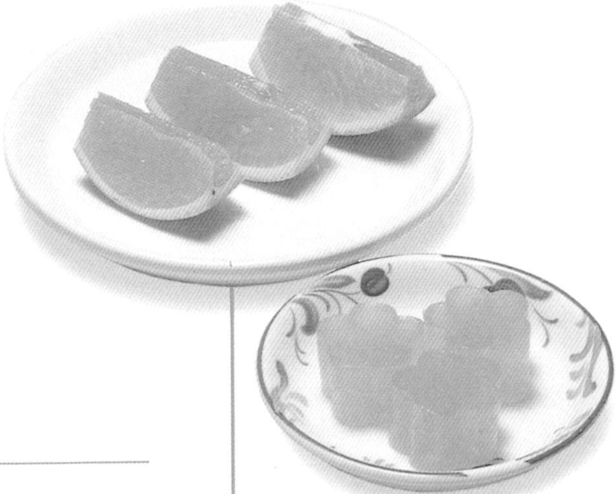

點心

10時　臍橙
15時　紅梅羹

晚餐

蒲燒鰻和甜醋漬花菜
燙菠菜
甘藷煮鳳梨
文蛤湯　櫻飯

●

帶有適度油脂的鰻魚，肉質柔軟，是適合幼兒食用的魚類之一。若採用烤的方式，處理起來比較方便。文蛤湯容易消化，除此之外，也可利用蛤仔或蜆煮湯。

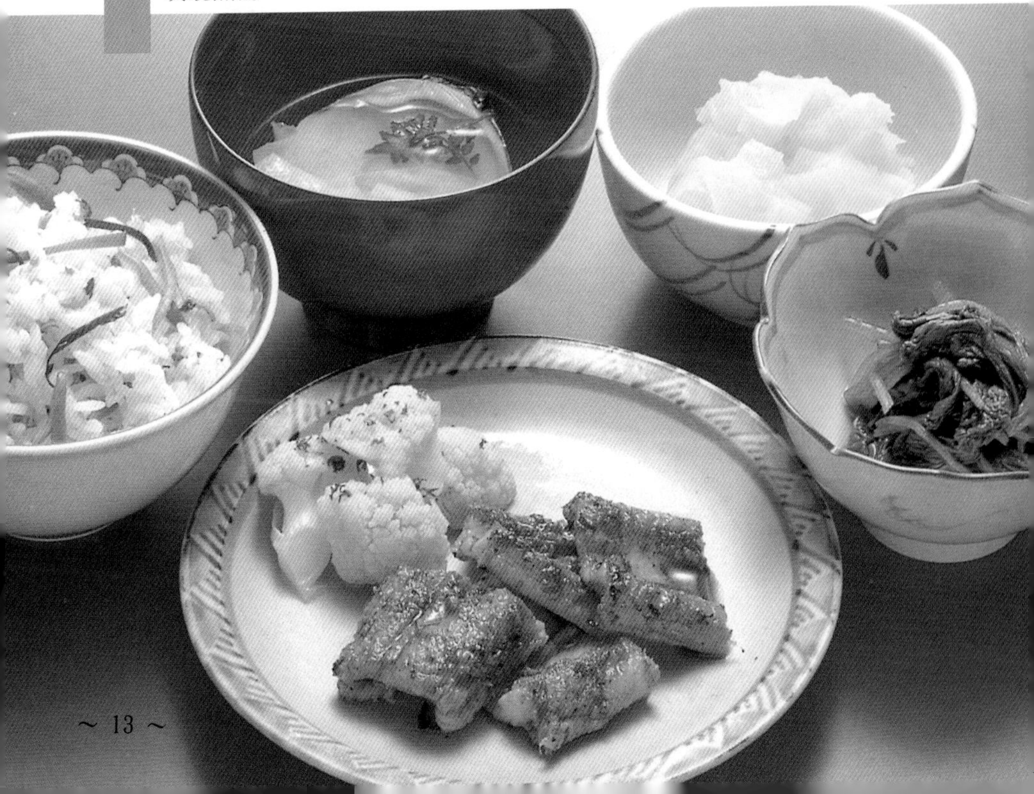

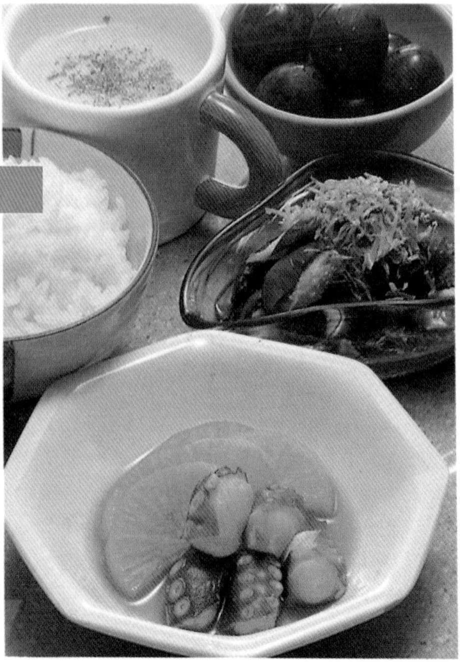

早餐

章魚煮蘿蔔
蒸煮茄子
山藥汁
飯　葡萄

●
章魚對幼兒而言不容易消化，但煮軟之後就容易吃了。可以利用前天晚上生魚片剩下的章魚，在晚上時就先煮好。

作法120頁

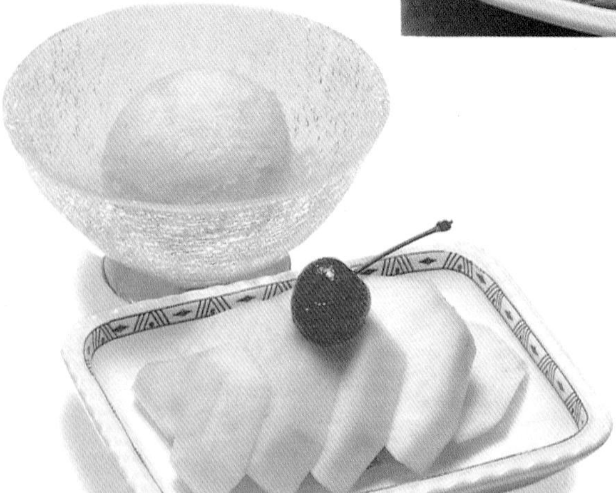

10時　桃子
15時　橘子冰糕

點心

●四群點數法營養價

	♠	♥	♣	♦	計
早餐	0.0	0.5	1.1	3.2	4.8
午餐	0.0	0.6	1.1	3.7	5.5
點心	0.0	0.0	0.7	0.5	1.2
晚餐	0.4	1.0	2.5	4.1	8.0
合計	0.4	2.1	5.4	11.5	19.5

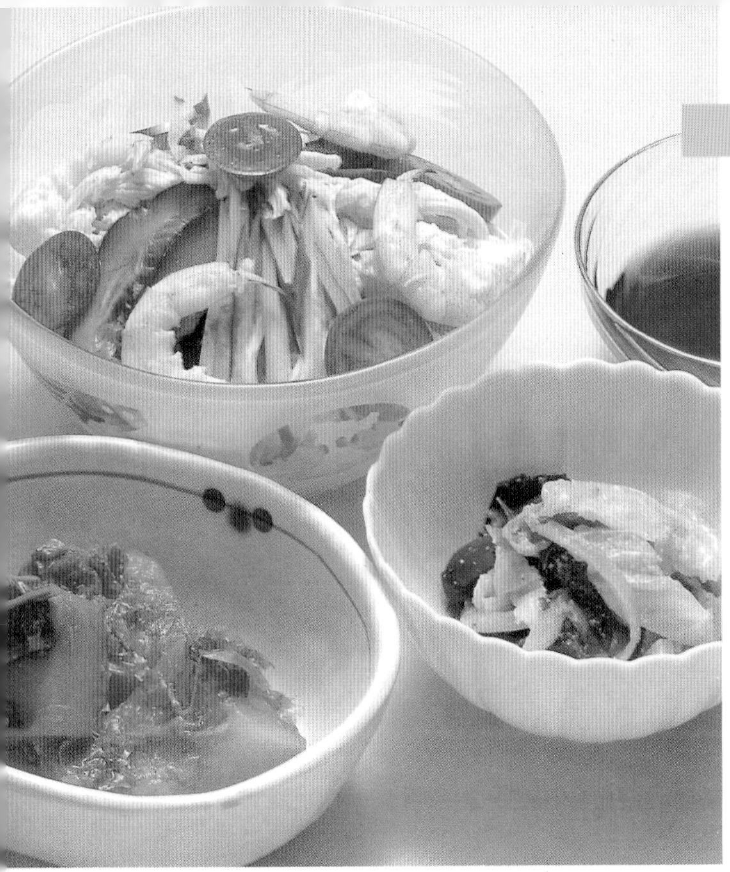

午 餐

五目涼麵　煮南瓜
高麗菜
海帶芽拌芝麻醋
●
五目拉麵上面放雞胸肉和蝦，是兼具主菜的一道食品，若撒上柴魚片，則小孩更容易吃。

晚 餐

汆鱸魚　煎雞塊
煮蔬菜　飯　鳳梨
●
煎雞塊是利用馬鈴薯和炒好的雞肉混合做成的雞塊。如果用不沾鍋，用少許的油就可以煎好。煮蔬菜可以使用應時的高苣或青豆、小洋蔥等，也以當成一道湯。

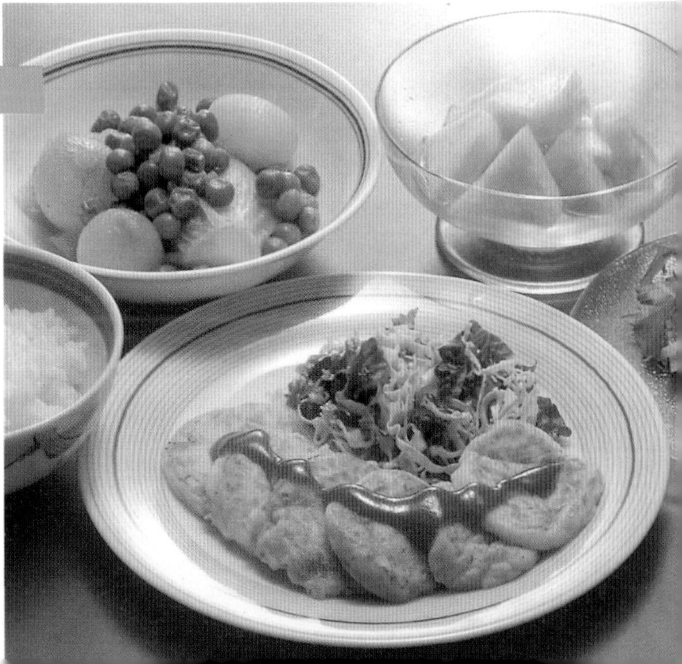

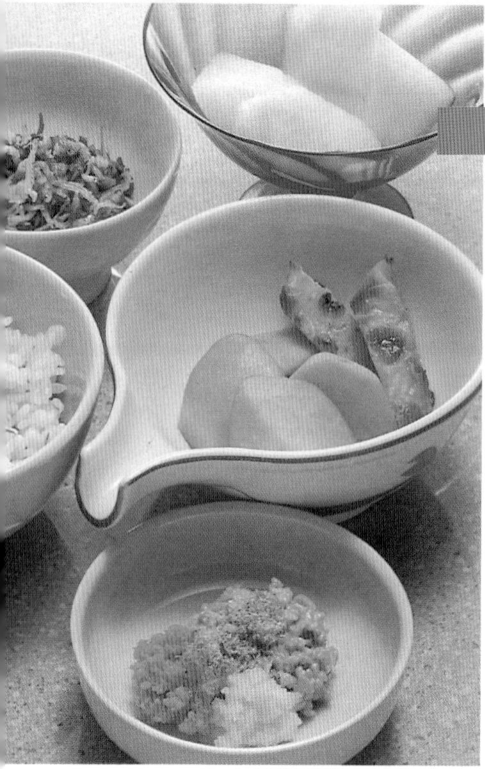

早餐

拌納豆　芋頭煮竹輪
炒煮小魚乾　麥麵　梨子

●

即使是重症，如果症狀不是非常嚴重，不要完全排除過敏原食品，可以使用感作度較低的食品，長期治療下去也能治癒。尤其是豆類的損害較少，而且是重要的蛋白質和鈣質來源，如果豆類不是過敏原的話，那麼除了豆乳和大豆粉乳外皆可食用。

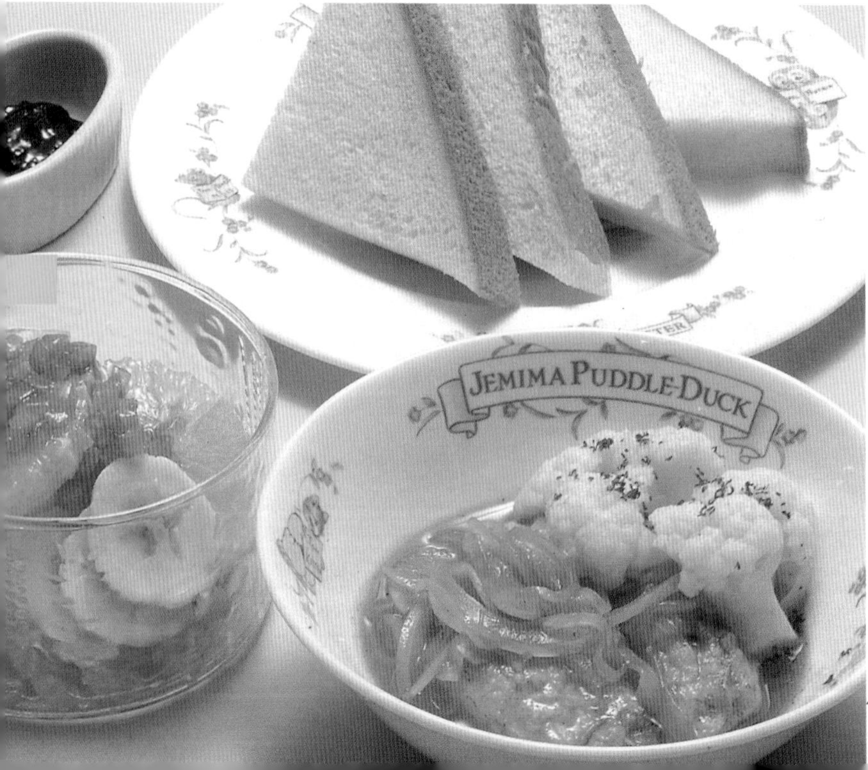

作法122頁

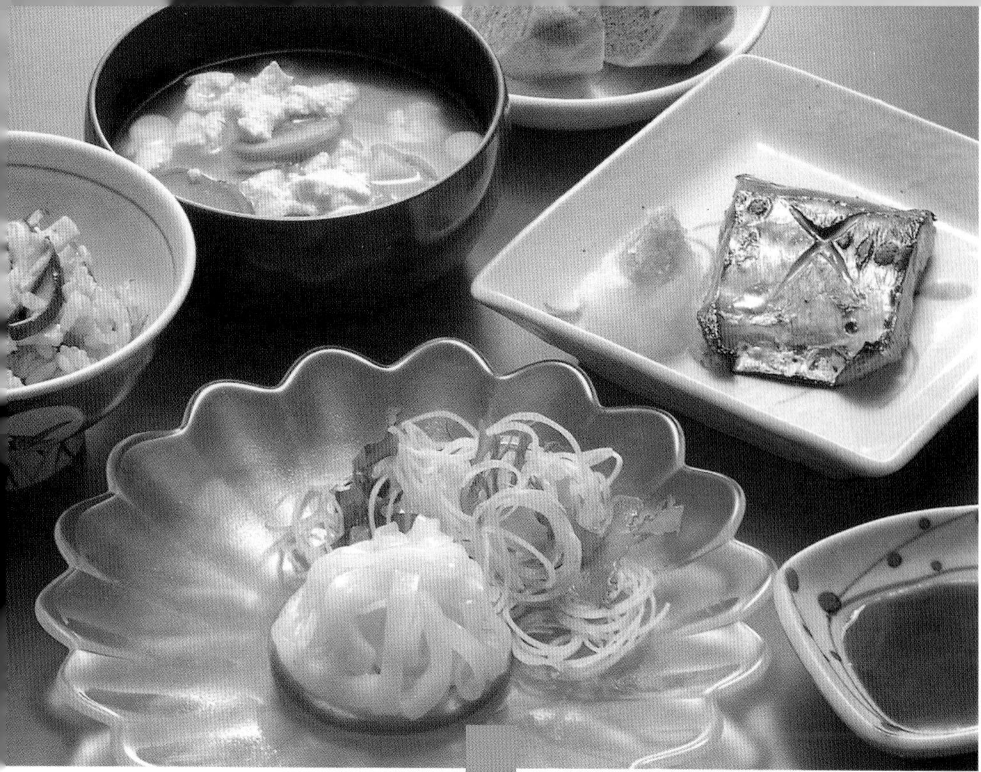

晚餐

香菇飯　墨魚絲　照燒霸魚
什錦湯　柿子

●

米中所含的油也是植物油的一部分，因此在飯中混入三成麥煮成麥飯。香菇和胡蘿蔔等蔬菜一起煮，口感較好。什錦的豆腐沒有事先炒過再放入，因此，可以好好攝取湯。

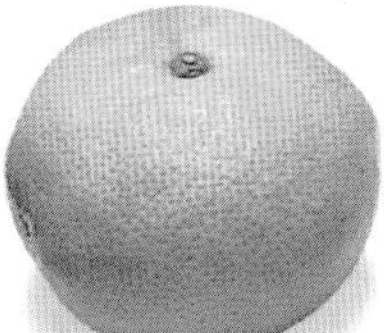

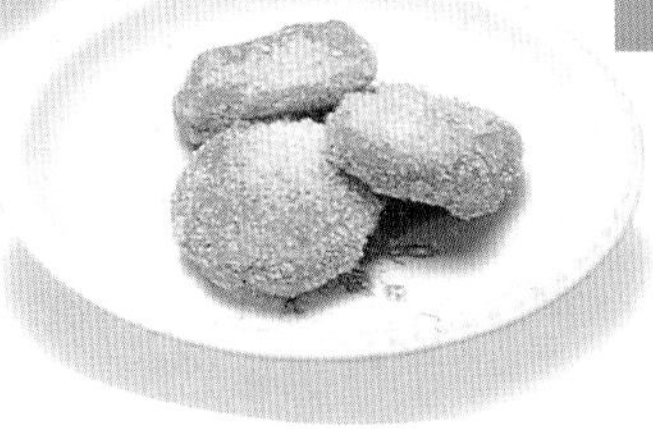

10 時　橘子
15 時　黃豆粉點心

點 心

●四群點數法營養價

	♠	♥	♣	♦	計
早餐	0.0	0.8	1.0	2.1	3.9
午餐	0.0	0.7	1.7	3.7	6.1
點心	0.0	1.1	0.6	1.5	3.2
晚餐	0.0	2.1	1.2	3.3	6.6
合計	0.0	4.7	4.5	10.6	19.8

午 餐

牡蠣煮番茄配花菜
水果沙拉
吐司配藍莓醬

●

植物的感作度較高，嚴禁使用。不過可以使用不沾鍋煮好後做成西式料理。沙拉的調味醬中加入砂糖能夠中和酸味，即使沒有油也容易吃。主食一天一次，要使用吐司麵包或芋類。

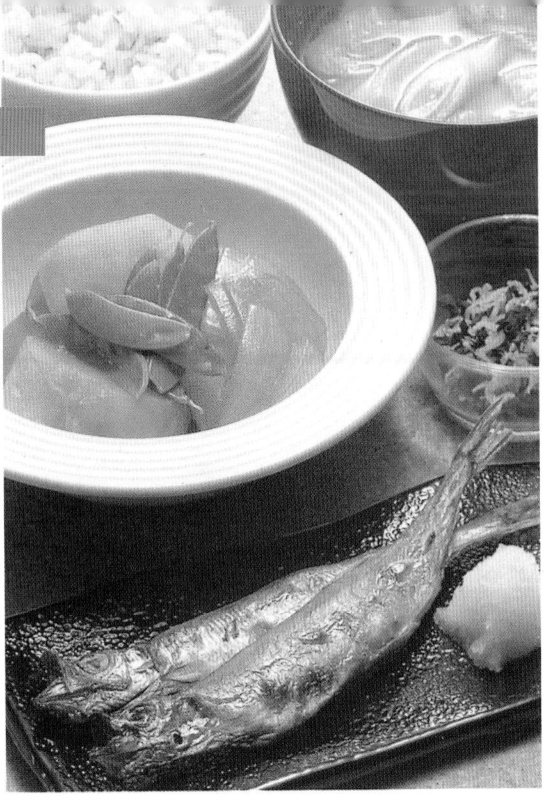

早餐

烤柳葉魚
馬鈴薯煮洋蔥
海帶芽拌魩仔魚
白菜蔥味噌湯
麥飯

●

早上要做魚料理非常麻煩。如果使用乾的食品就比較方便。但是一定要選擇低鹽新鮮的食品。

午餐

鍋燒烏龍麵
白醋拌水果

●

烏龍麵加上蝦子、魚板、青菜等，就能擁有均衡的營養。而白醋拌水果，則是將搗碎的豆腐用甜醋調拌做成外衣。

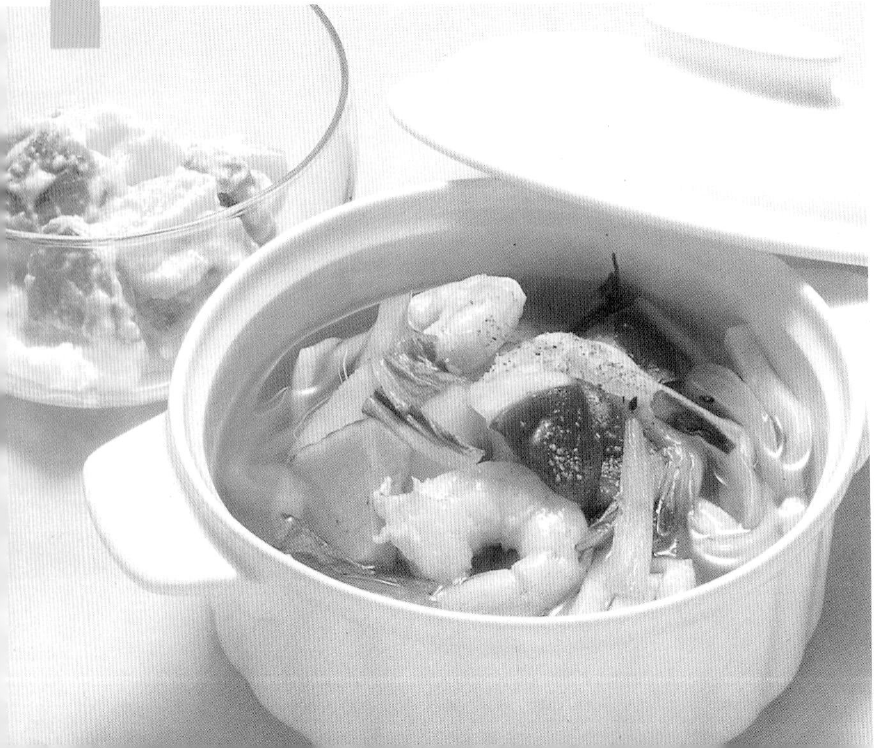

作法124頁

●四群點數法營養價

	♠	♥	♣	♦	計
早餐	0.0	1.1	1.0	2.4	4.5
午餐	0.0	0.8	0.5	2.4	3.7
點心	0.0	0.0	1.0	2.3	3.3
晚餐	0.0	1.1	1.2	4.1	6.4
合計	0.0	3.0	3.7	11.2	17.9

點 心

10時　馬鈴薯椿葉饅頭
15時　南瓜麵包

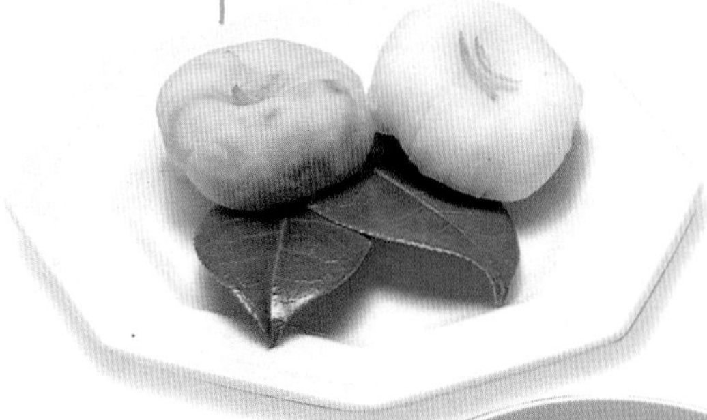

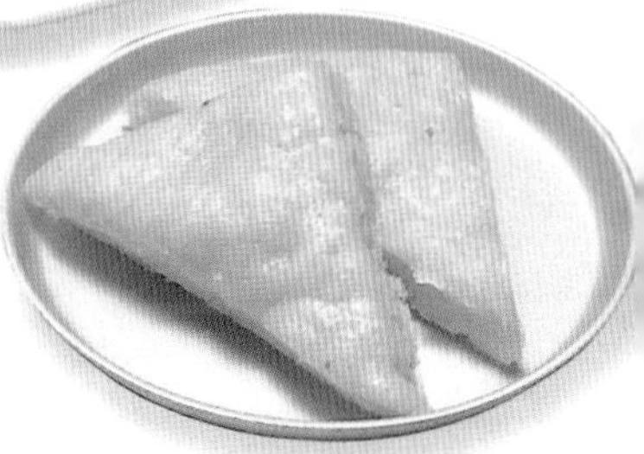

晚餐

牡蠣飯　烤鯛魚
煮根菜　燙菠菜
煮蘋果

●
這是可以全家一起享受的菜單。如果不是盛產牡蠣的季節，飯中可放入蛤仔。

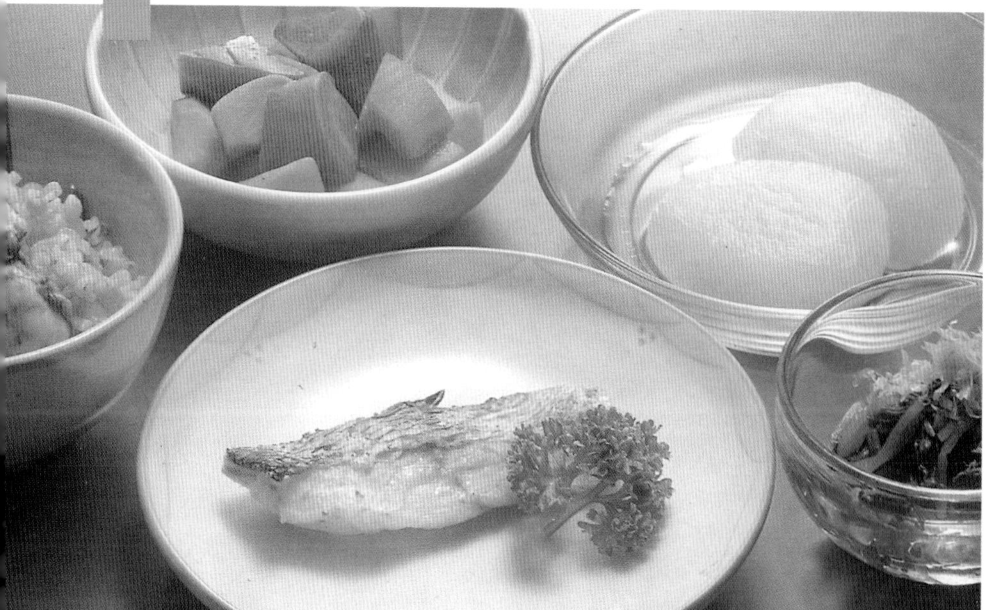

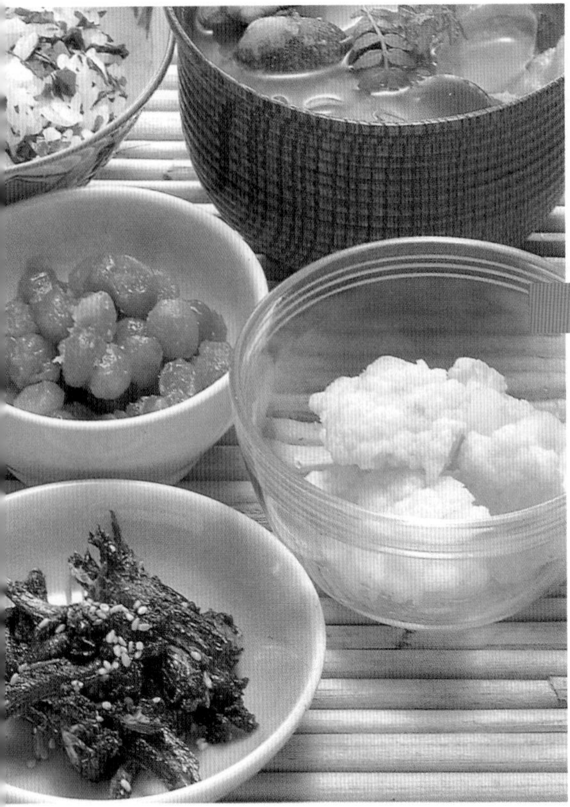

早 餐

甜煮鶯豆
味噌小魚乾
甜醋漬花葉
蛤仔味噌湯
海帶芽飯

●

中等症時可以使用豆類，因此可將鶯豆煮成甜味。小魚乾加上柴魚片和芝麻，富含礦物質。為了避免攝取過多鹽分，鹽要少放點。味噌小魚乾和甜醋漬花菜可以事先做好，因此可多做一點，如此一來準備早餐也較輕鬆。

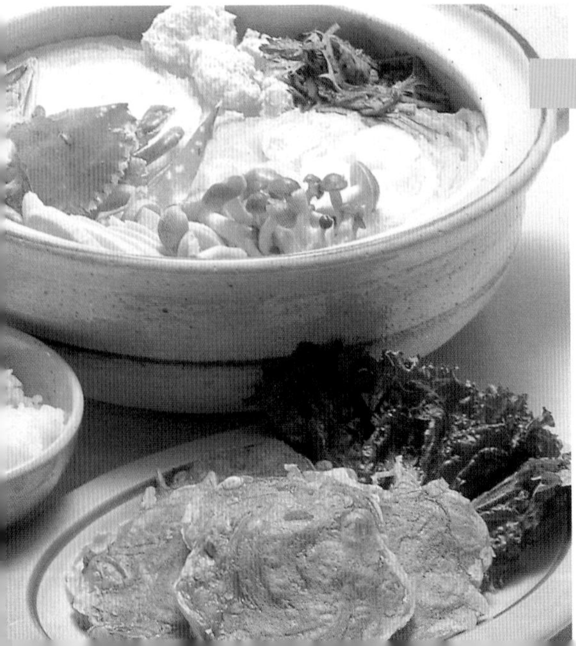

午 餐

作法126頁

火鍋
印地安小餅
飯

●

全家人在星期天中午聚在一起吃火鍋是一大樂事。在火鍋中放入蟹和雞肉丸子，對於正在發育的兒童而言是很好的一道菜，可加入蝦和蔬菜煎成的咖哩口味的小餡餅。中等症可使用牛奶，用牛奶溶解咖哩粉可以補充鈣質。

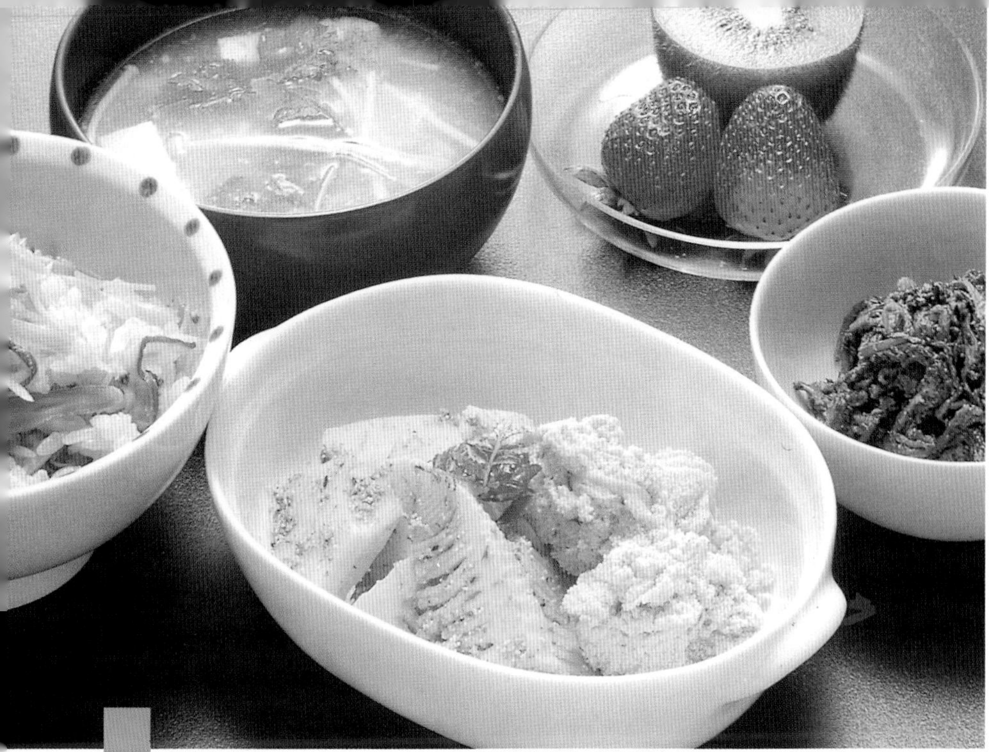

晚餐

五目飯
甜煮竹筍魚卵
茼蒿拌芝麻
什錦湯
水果

●

這是充滿當令味覺的菜單。魚卵不會成為過敏原。什錦湯中放入馬鈴薯、豆腐，略為勾芡，連小孩也愛喝。

點心

櫻餅　草莓

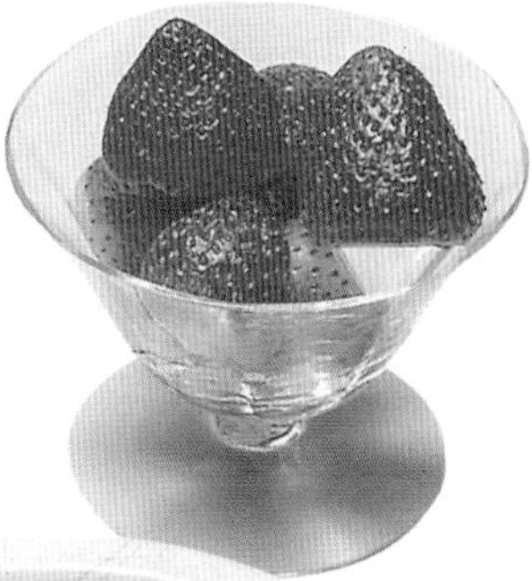

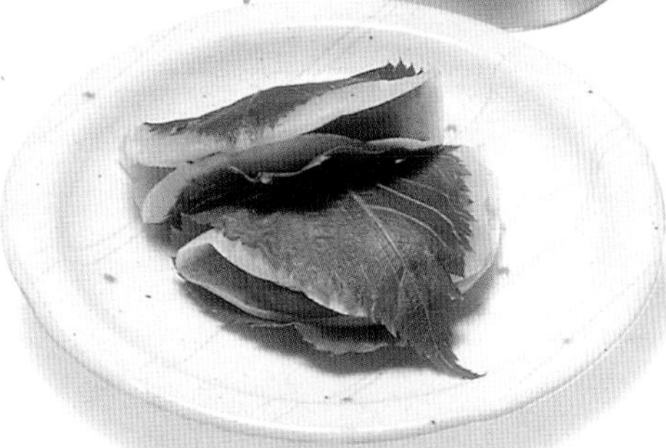

●四群點數法營養價

	♠	♥	♣	♦	計
早餐	0.0	2.5	0.1	4.2	6.8
午餐	0.4	2.0	0.4	4.1	6.9
點心	0.0	0.0	0.4	3.0	3.4
晚餐	0.0	2.2	1.6	4.0	7.8
合計	0.4	6.7	2.5	15.3	24.9

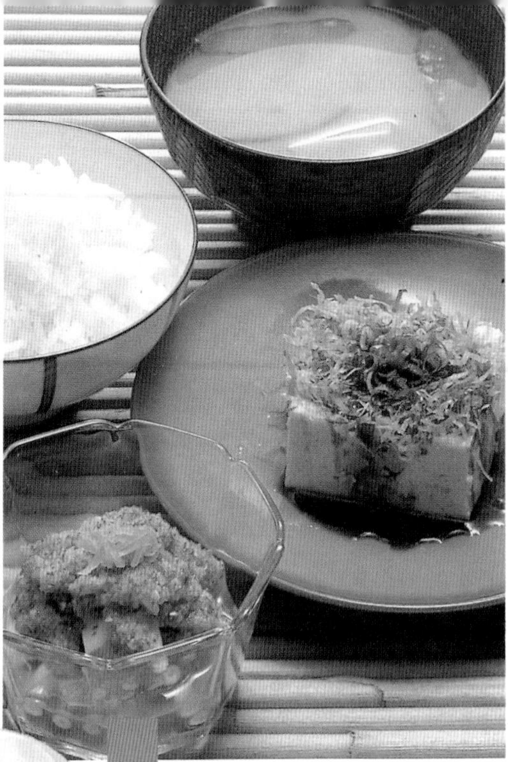

點心

烤魷魚乾
甜煮青梅
麥茶

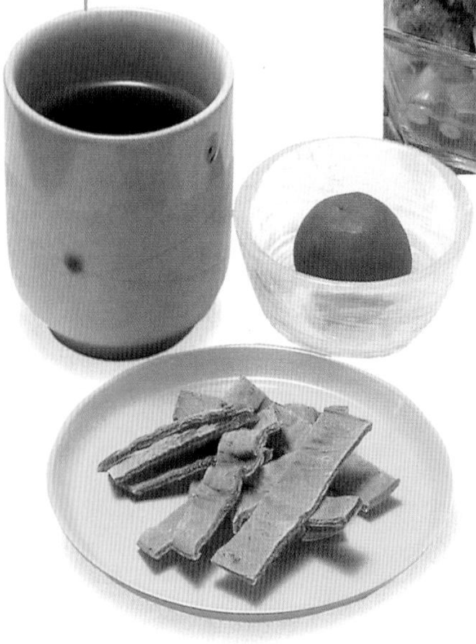

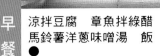

早餐

涼拌豆腐　章魚拌綠醋
馬鈴薯洋蔥味噌湯　飯

●
以豆類中感作度較低的豆腐為主菜，是相當方便的早餐。燙過的章魚可擱置在冰箱中 1～2 日，是早餐重要的蛋白質來源，味噌湯中放入蔬菜兼具副菜的作用，不論是做或吃的速度都很快。

作法128頁

晚餐

木地燒豬肉　蒸文蛤　田舍煮茄子
醋拌小黃瓜小魚
飯　葡萄

●
一週只吃一次豬肉。要選擇瘦肉，用鐵絲網烤以去除多餘脂肪。田舍煮茄子中放入乾蝦，以及醋漬菜中放小魚可補充鈣質。

●四群點數法營養價

	♠	♥	♣	♦	計
早餐	0.0	1.9	0.7	3.2	5.8
午餐	0.0	1.0	2.2	4.8	8.0
點心	0.0	0.8	0.1	0.6	1.5
晚餐	0.0	2.5	1.1	0.6	4.2
合計	0.0	6.2	4.1	9.2	19.5

午餐

五目蒿苣
醬油漬蜆
南瓜煮檸檬
飯
西瓜

●

中等症時，一週只能用 2～4 次的油來炒菜。可以分幾次少量使用，但是如果集中用來做一道菜就能消除欲求不滿。肉和蔬菜的搭配組合，加上萵苣會給人炒麵的印象，萵苣的口感極佳，連不喜歡蔬菜的孩子都愛吃。

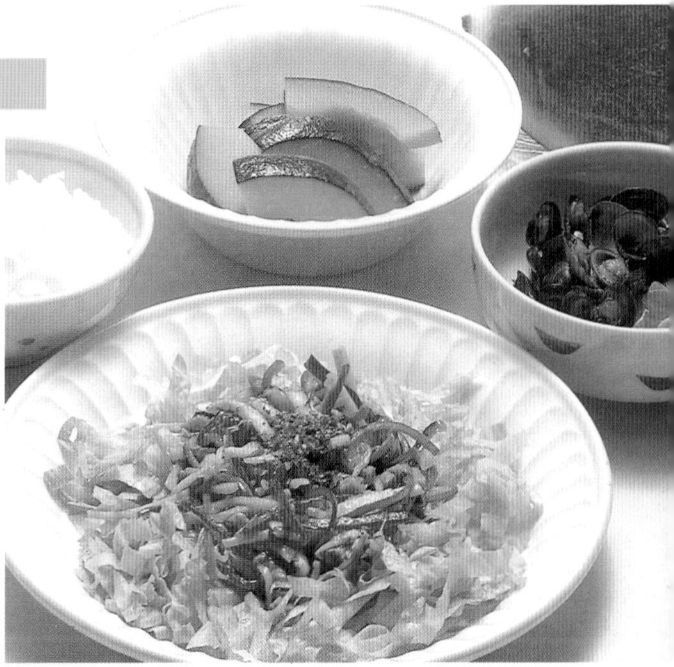

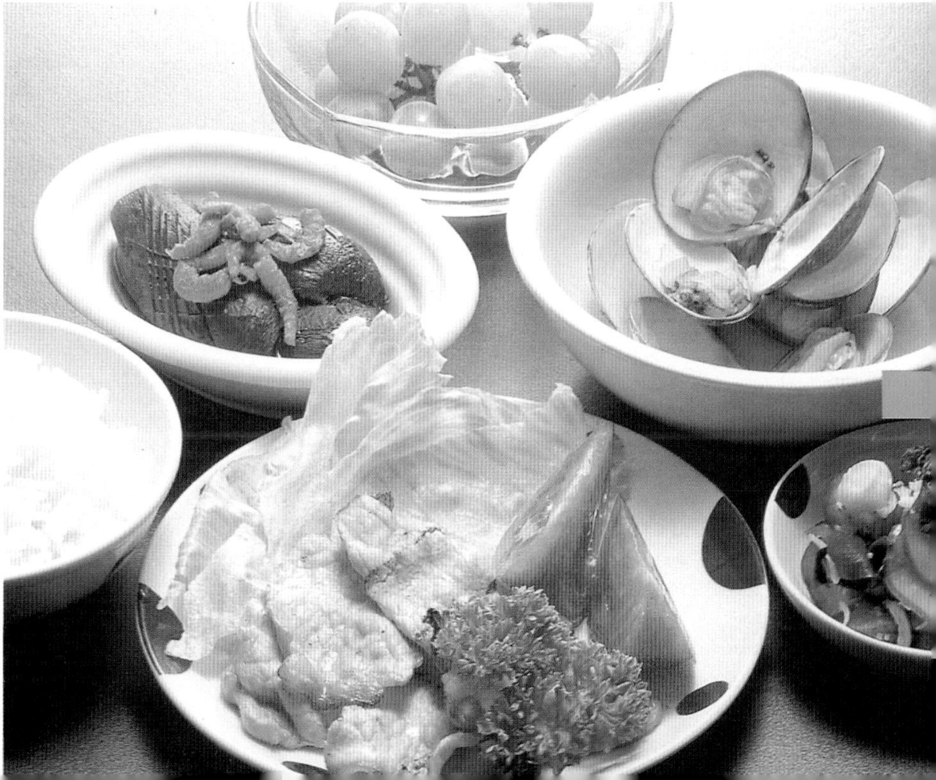

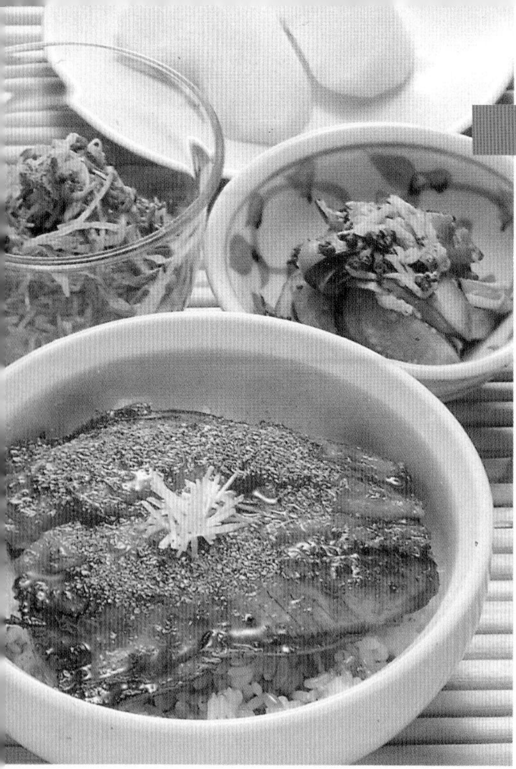

早餐

蒲燒沙丁魚飯
拌梅肉
揉漬茄子小黃瓜　梨子

●

當天早上做蒲燒菜非常麻煩，可以在晚上做好，早上用微波爐加溫，
鋪在飯上，非常方便，也可以利用麥飯。

午餐

翁烏龍麵
殼烤蠑螺
煮牛蒡　橘子

●

翁烏龍麵上鋪海帶絲以增加甜味。殼烤蠑螺也可以利用蛤仔代替。當令的牛蒡味道較濃，可以先煮好當成常備菜或便當菜食用。

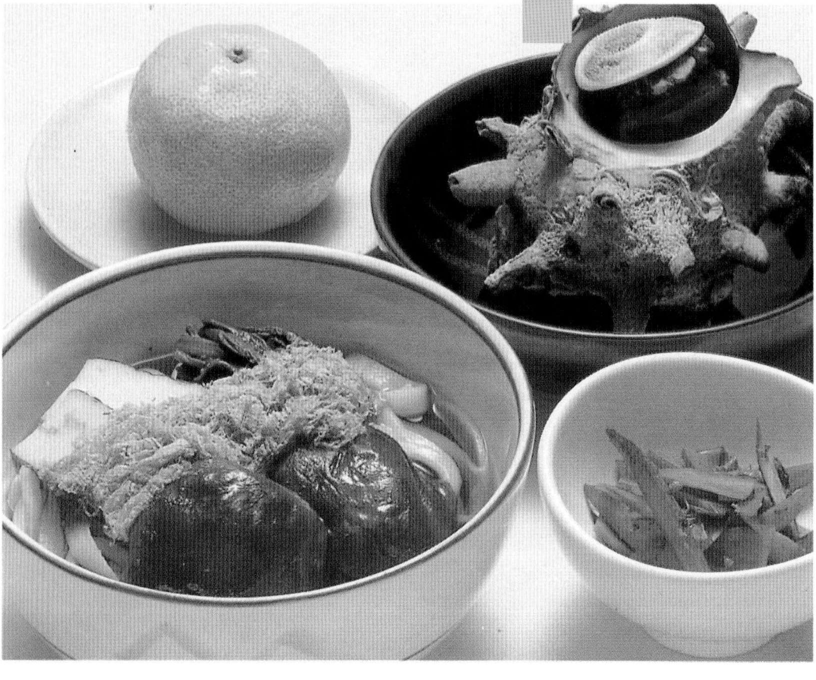

作法130頁

●四群點數法營養價

	♠	♥	♣	♦	計
早餐	0.0	1.8	0.7	4.1	6.6
午餐	0.0	1.0	1.0	3.0	5.0
點心	0.0	0.2	0.4	3.3	3.9
晚餐	0.0	2.6	1.1	3.9	7.6
合計	0.0	5.6	3.2	14.3	23.1

點 心

糖衣葡萄
中式咖哩饅頭

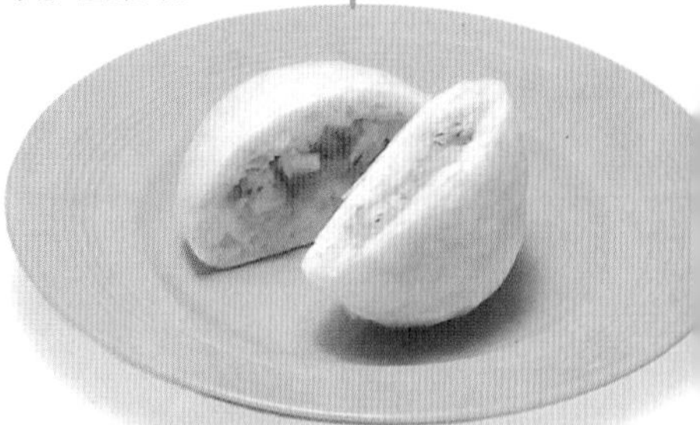

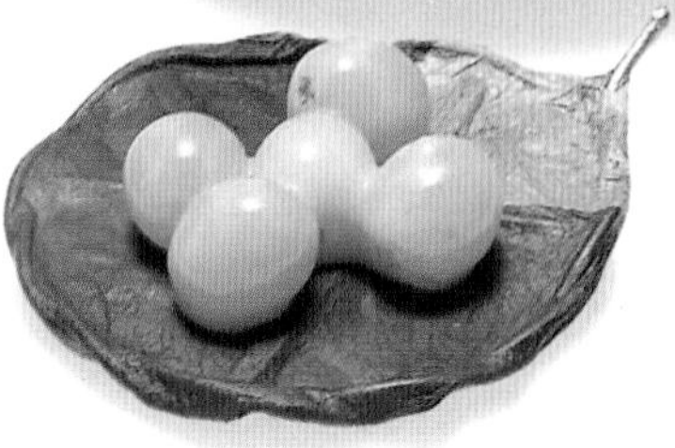

晚餐

蛤仔飯
幼鰤生魚片
拌水果　田舍湯

●
可以用麥飯代替，若擔心麥飯會有粗糙的感覺，可多放點蔬菜。全家人可以一起享用。田舍湯中放入芋頭、蘿蔔等當令蔬菜。拌水果的外衣不要加入芝麻，但是因為和味噌混合，所以會有澀澀的感覺。

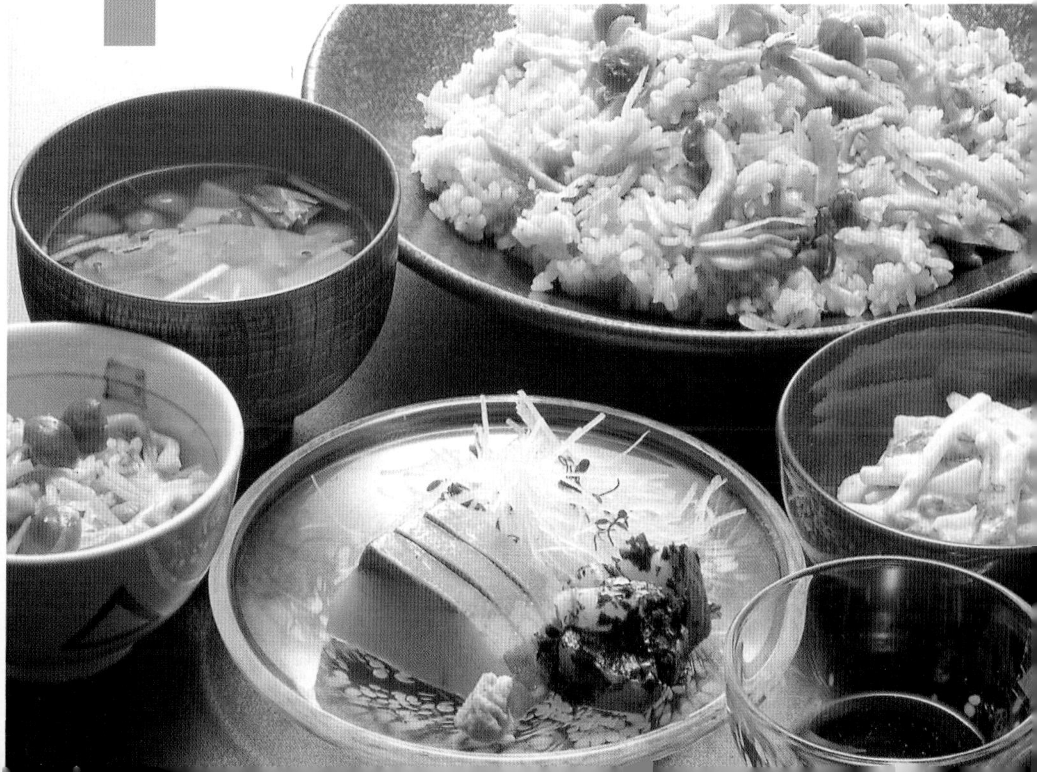

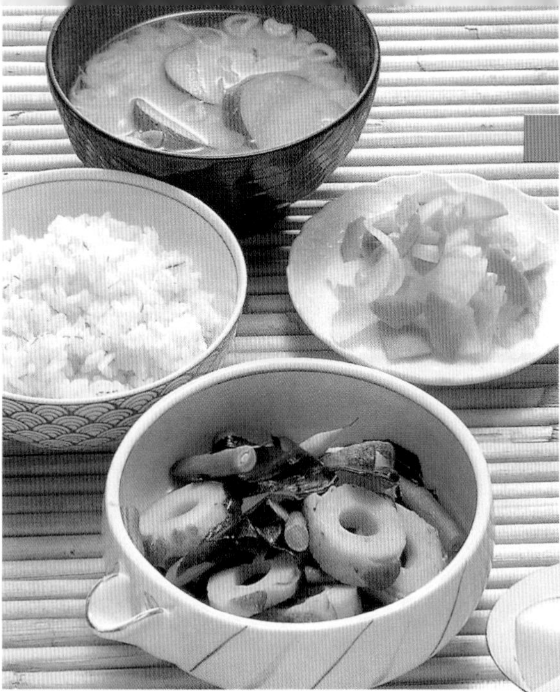

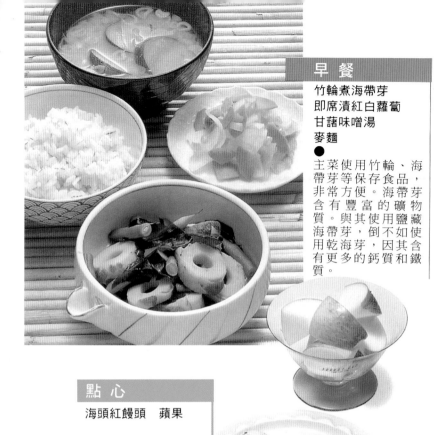

早餐

竹輪煮海帶芽
即席漬紅白蘿蔔
甘藷味噌湯
麥麵

●
主菜使用竹輪、海帶芽等保存食品，非常方便。海帶芽含有豐富的礦物質。與其使用鹽藏海帶芽，倒不如使用乾海芽，因其含有更多的鈣質和鐵質。

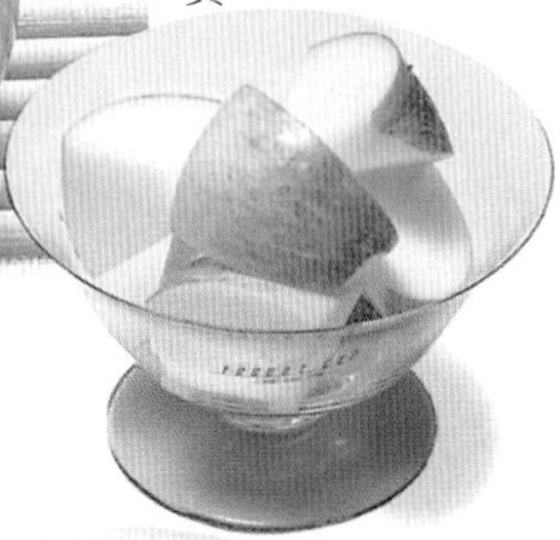

點心

海頭紅饅頭　蘋果

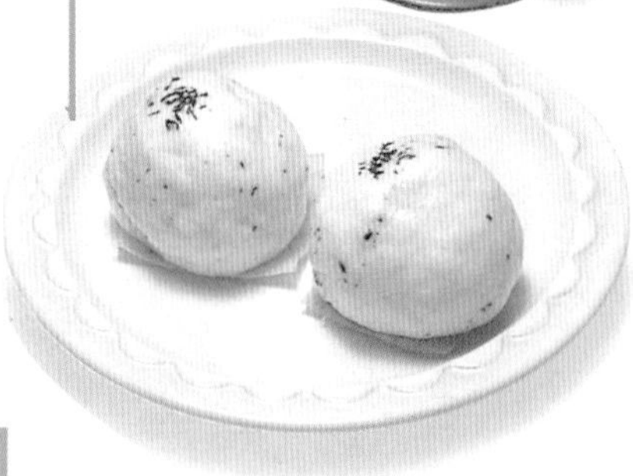

晚餐

幽庵燒梭魚和梅醋漬蓮藕
甜煮墨魚芋頭　燙菠菜
沙丁魚湯　麥飯

●
為避免吃膩了魚類，因此使用這些菜單，少量用幾種也不錯。沙丁魚湯是放入味噌和魚一起煮。新鮮的沙丁魚沒有腥臭味，而且富含鈣質。

作法132頁

●四群點數法營養價

	♠	♥	♣	♦	計
早餐	0.0	0.9	1.1	3.7	5.7
午餐	0.0	1.7	1.1	2.9	5.7
點心	0.0	0.8	0.6	2.3	3.7
晚餐	0.0	2.4	1.1	4.4	7.9
合計	0.0	5.8	3.9	13.3	23.0

午餐

牡蠣雜燴
煮柚香白帶魚
金平牛蒡蓮藕
橘子

●

因為麥飯比較不黏，適合用來做雜燴。牡蠣可加上蘿蔔、茼蒿以增加香氣。白帶魚肉質柔軟，具適度油脂，是兒童容易吃的魚。加上柚子的香氣，富於季節感。

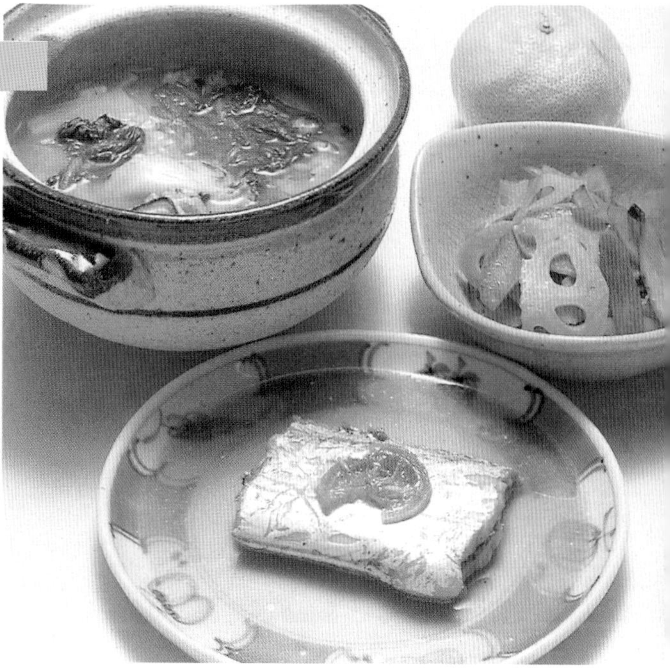

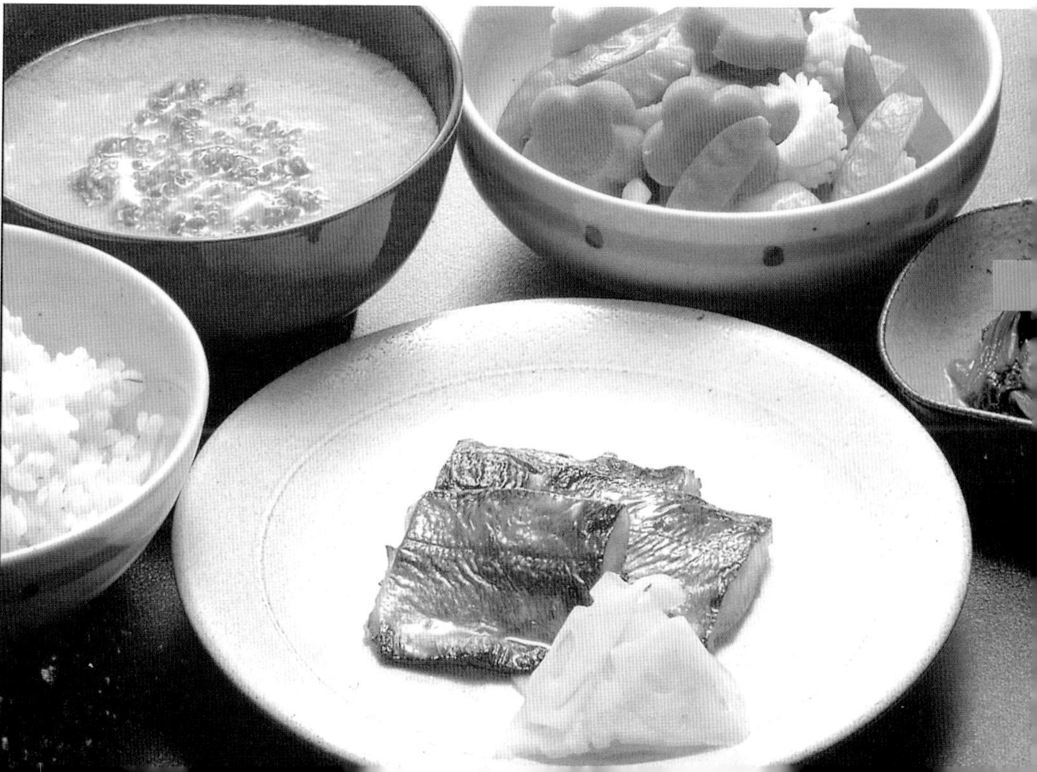

早餐

小米飯　煎茄子
醋拌小黃瓜海帶芽
山芋丸子味噌湯

●

如果米是過敏的原因，就要去除米，並用其他穀物來代替主食。利用小麥、大麥、小米、燕麥、玉米等穀類，以一週為單位選擇 3～4 種進行調整。在此為各位介紹小米，不過小米吃起來乾巴巴的，因此可添加汁較多的料理來食用。

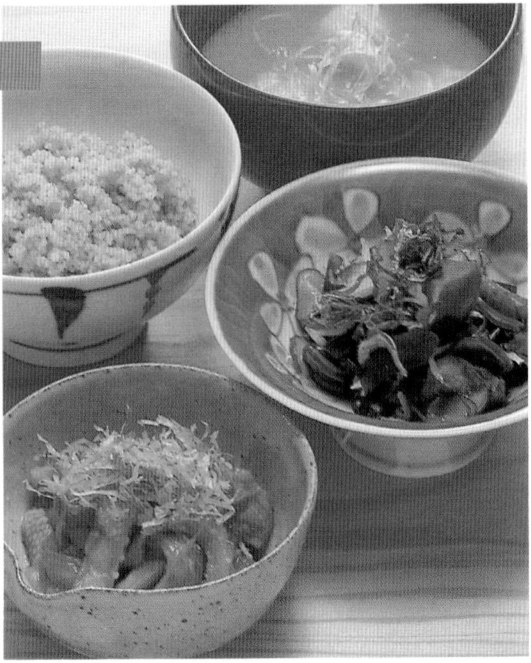

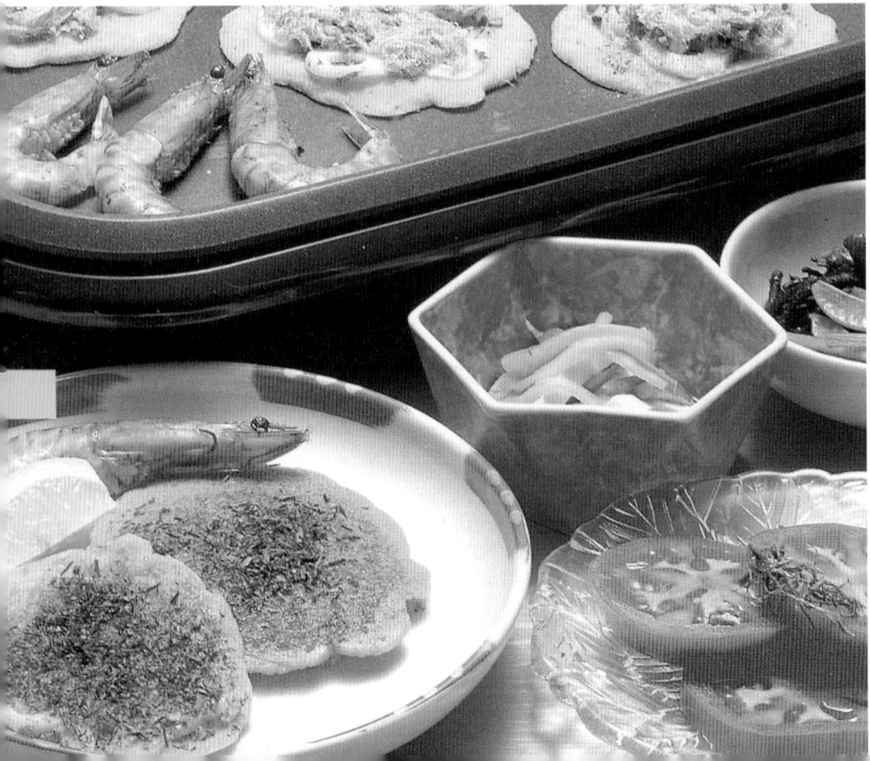

⬇作法134頁

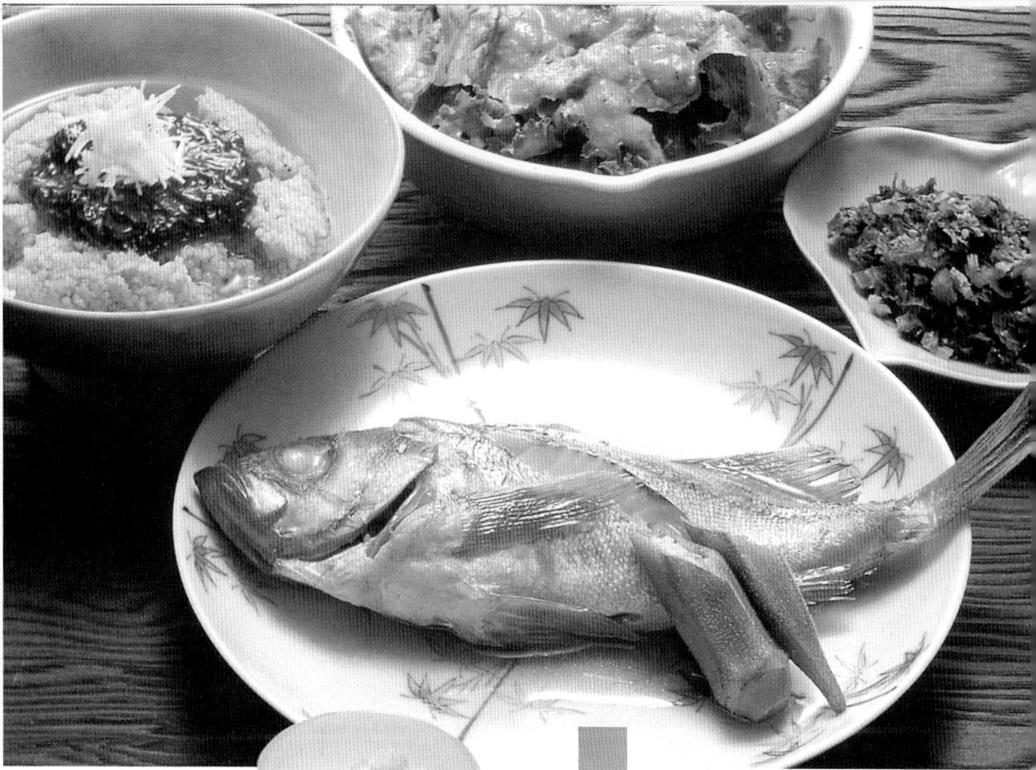

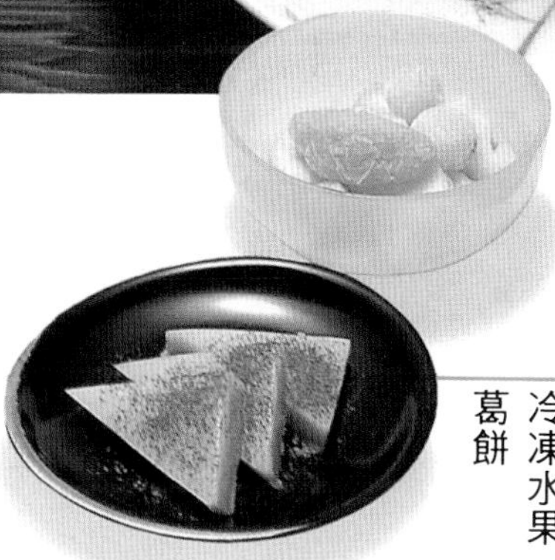

晚餐

煮黑鱸鮋　拌蒿苣　佃煮西洋芹葉　海蘊小米粥

●

小米粥加入海蘊比較容易吃。拌蒿苣則是用蒿苣、虱目魚肉、小魚，加醋味噌涼拌的四國鄉土料理。蒿苣可以用日光蒿苣代替。

點心

冷凍水果
葛餅

午餐

煎小米　鐵板蝦
芥末拌豆腐小黃瓜
五目煮羊栖菜　冷番茄

●

這是適合擺在假日午餐時餐桌上的菜單。小米粉混合竹輪、海帶絲、、柴魚片一起煎，家人也可以烤自己喜歡吃的肉，同時吃鐵板蝦，享受烤肉的樂趣。

●四群點數法營養價

	♠	♥	♣	♦	計
早餐	0.0	0.6	0.7	4.7	6.0
午餐	0.0	1.8	0.4	4.9	7.1
點心	0.0	0.0	1.0	2.6	3.6
晚餐	0.0	2.1	0.2	5.6	7.9
合計	0.0	4.5	2.3	17.8	24.6

早餐

海鮮拌橙醋
甘藷煮檸檬
五目蔬菜湯

●

如果不吃米飯，三餐中的 1～2 餐用芋頭代替較好。芋類中不論甘藷、馬鈴薯、芋頭等都可以使用，也能用南瓜代替。因為需要的量很多，所以在調味上要注意，不可攝取過多鹽分和糖分。

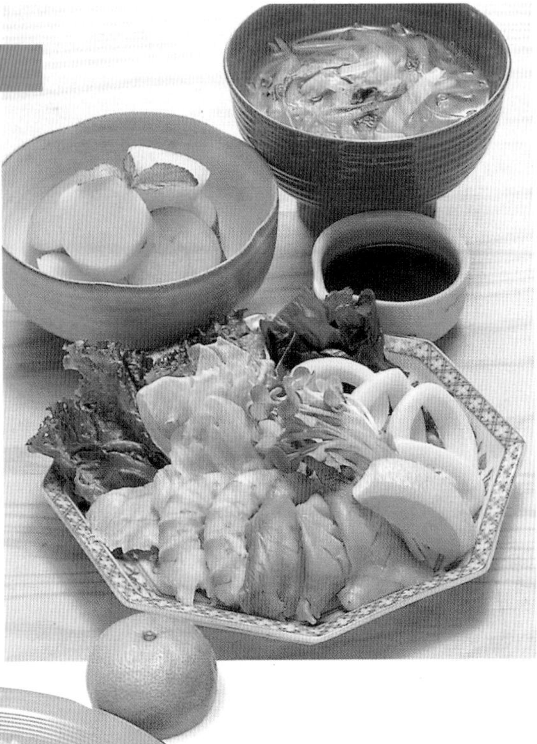

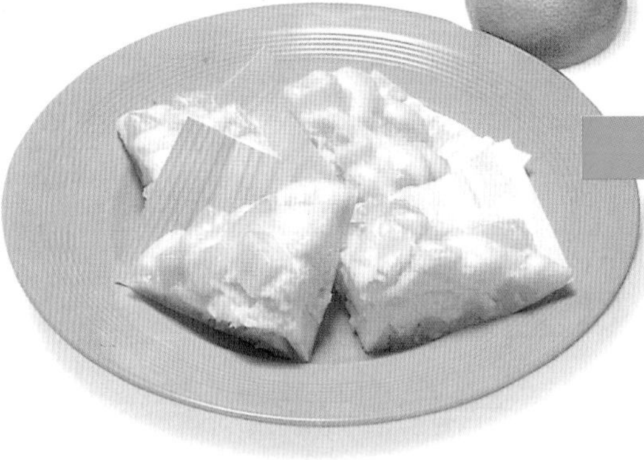

點心

甘藷麵包
橘子

作法 136 頁

晚餐

墨魚　豆腐蒸魚
芋頭　漬柚香蘿蔔
果

●

是一份用煮芋頭代替主食的菜單。加上烤墨魚這一道不錯的菜。全家吃一道豆腐蒸魚，一 起享受用餐樂趣。

●四群點數法營養價

	♠	♥	♣	♦	計
早餐	0.0	1.0	2.8	0.6	4.4
午餐	0.0	2.4	0.5	1.7	4.6
點心	0.0	0.0	2.0	3.0	5.0
晚餐	0.0	2.4	2.2	0.9	5.5
合計	0.0	5.8	7.5	6.2	19.5

午餐

烤秋刀魚
燙菠菜
甜醋漬紅白蘿蔔
燕麥片

●

燕麥片煮成鹽味，吃起來就不會澀澀的。再加上烤魚及蘿蔔料理，會感覺非常清爽。

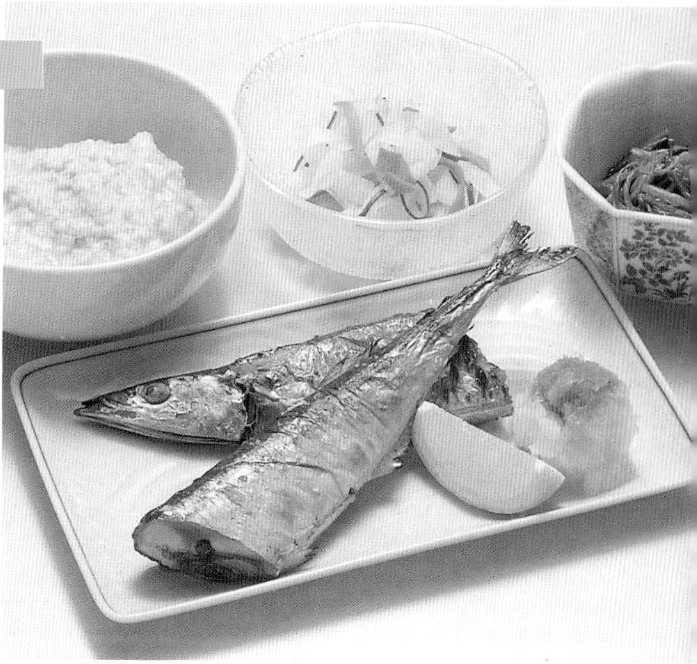

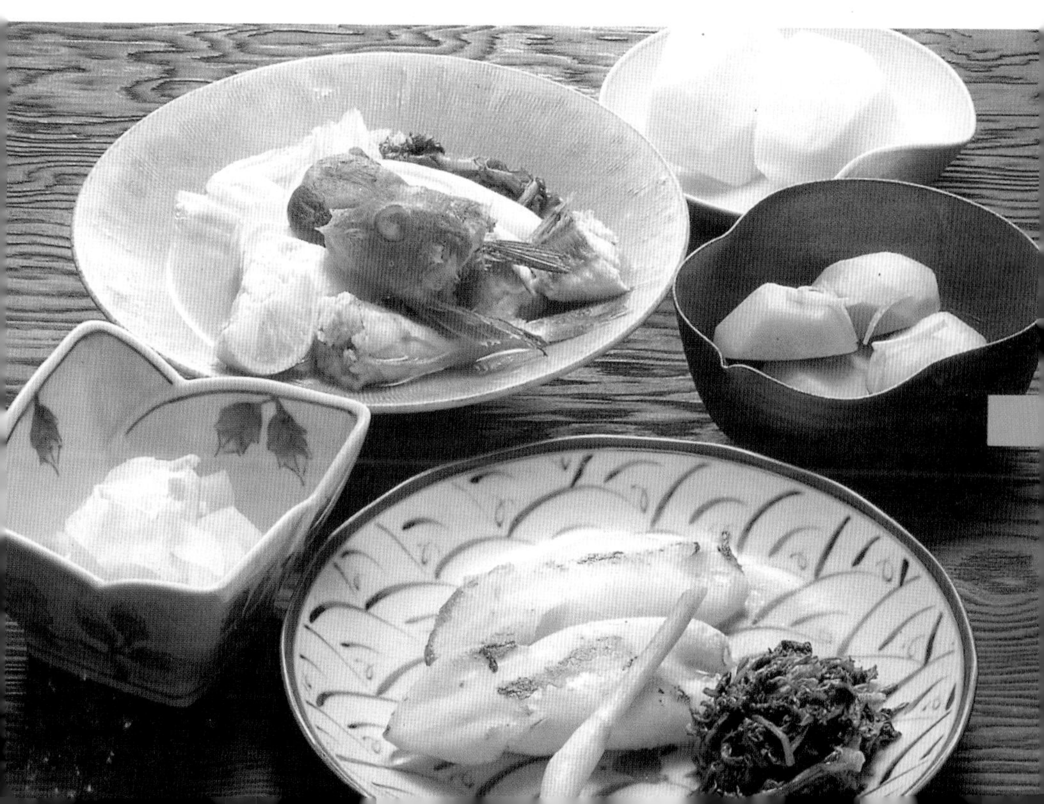

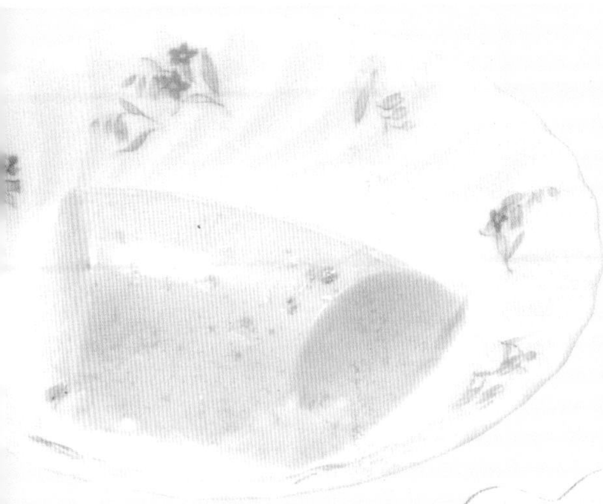

奶油草莓凍

適合中等症以下的人，不使用蛋而使用鮮奶油或牛乳。放入許多當令的草莓，吃起來非常清爽。

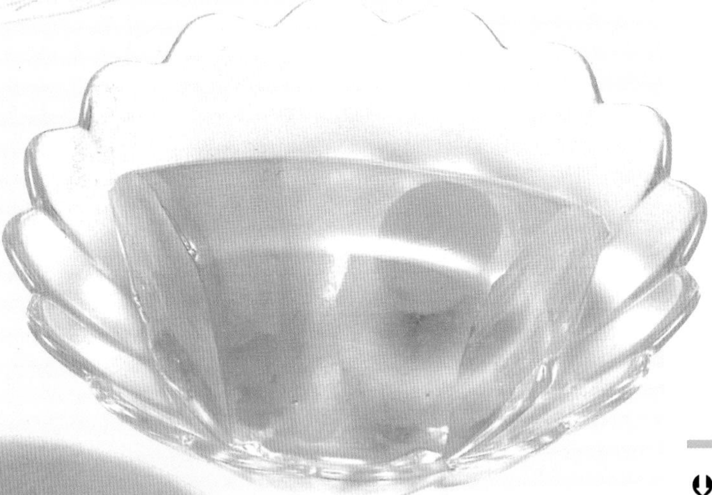

水果凍

用檸檬風味的明膠液來凝固水果，做成水果凍。生日時可以用較大的模型來做。

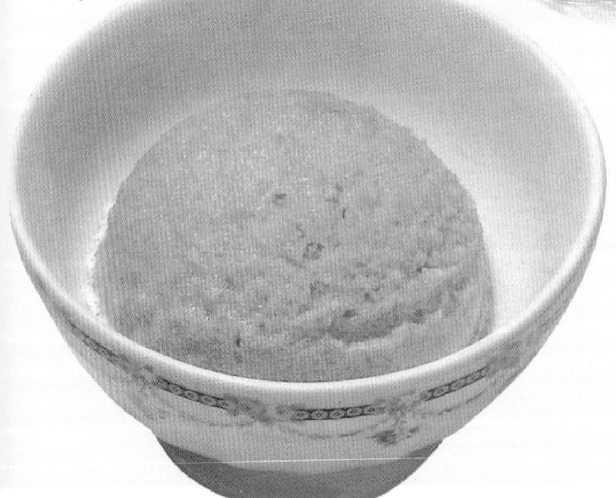

青蘋果冰糕

在夏季即將結束時上市的青蘋果，具有清爽的風味。利用薄荷增添色彩，淋點白蘭地，這是適合大人的甜點。

作法34頁

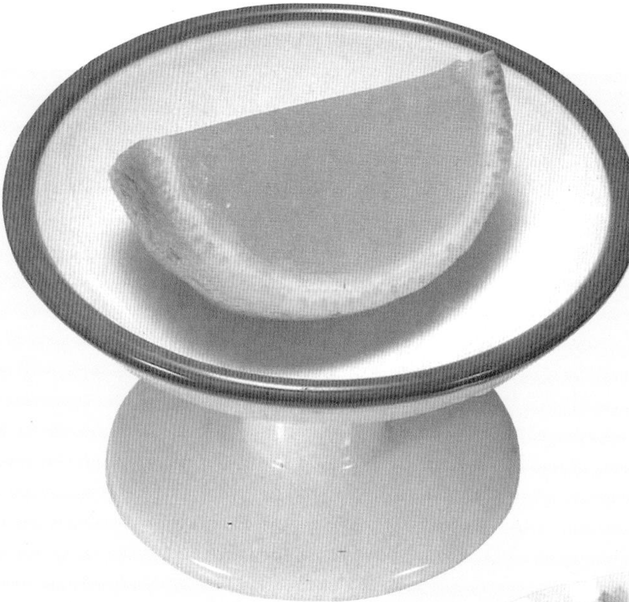

夏橙凍

將夏橙果汁凝固為百分之百天然的水果凍。市售品裡所含的各種添加物也是引起過敏的原因之一。自己親手做，吃得也安心。

桃子羹

利用洋菜使桃子凝固。因為加了一些紅葡萄酒，所以要控制幼兒的攝取量。

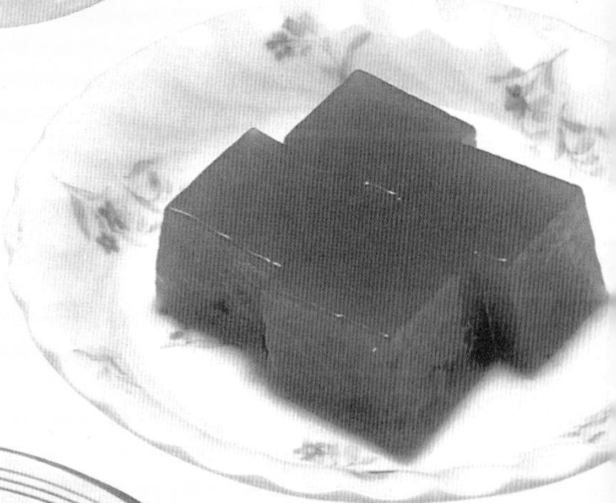

水果拼盤

用當令的水果加入橘子口味的糖漿調拌。若是宴會時，則把橘子皮當成器皿，將水果放在上面，會感覺更為豪華。

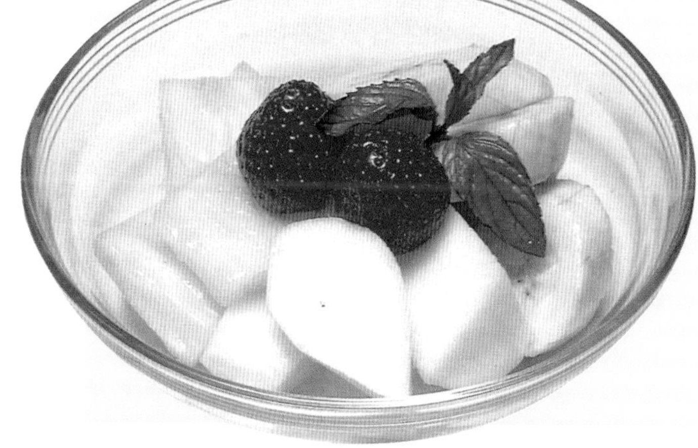

參考32頁

〔夏橙凍〕

・以一個夏橙的分量來做。

①將夏橙對分切開，挖出裡面的果實擠成汁。要將皮洗淨擱置一旁，當成容器使用。

②洋菜撕成小半浸泡在一定分量的水中，用火煮溶，等到液體呈現透明時，再加入砂糖煮溶，用過濾器過濾後，用火煮5~6分鐘。

③煮好之後使其冷卻，然後加入果汁和香草精，倒入模型中將其冷卻凝固。

④連皮切開。

☆洋菜一定要完全煮溶，和明膠不同。如果能使用粉末狀的洋菜，就能節省時間了。用橘子代替夏橙時，要加點檸檬汁增添酸味。

〔桃子羹〕

①將桃子去皮切碎果實，再撒上砂糖擱置一會兒，待砂糖溶解後再搗碎。

②將洋菜放入一定分量的水中用火煮溶，然後放入砂糖再煮，再加入①和葡萄酒煮沸之後，離火冷卻。

③開始形成黏稠狀時，將其倒入模型中冷卻凝固，然後切開盛在盤中。

☆若直接將桃子放入果汁機中打碎也不錯。如果不是生產桃子的季節，可以使用罐頭桃子，不過糖的用量要減半。

〔水果凍〕

①用一定分量的水和明膠混合，輕輕調拌。

②將砂糖、水和櫻桃酒一起放入鍋中用火煮，等到砂糖溶解後便離火，待其略為冷卻便加入檸檬汁。

③趁②溫熱時加入①的明膠液，利用其餘溫溶解，並將整個容器放在冰水中浸泡二~三分鐘。

④將水果切成自己喜歡的大小，放到模型中，然後再倒入③冷卻凝固。

⑤將模型底部浸泡在溫水中，就能把果凍取出切開，放在盤子裡。

☆此外，也可以先倒入少量的明膠液，等凝固後放入水果，再倒入剩下的明膠液，這樣，水果就不會全部沈在下面。

〔水果拼盤〕

①將鳳梨的皮和心去除，然後切成適當的大小，再灑上砂糖和柑香酒擱置一旁。

②將蘋果削皮切成骰子狀，香

蕉切成圓片，灑上檸檬汁，防止變色。

③將①、②和草莓盛在器皿中。

☆沒有柑香酒時，可以按照個人喜好加入利口酒或白蘭地。如果是給較小的孩子吃時也可以不加。

〔青蘋果冰糕〕

①將砂糖和水放入小鍋子中，用火煮五～六分鐘，待其冷卻做成糖漿。

②蘋果去皮，切成小塊，將①和檸檬汁、白蘭地、薄荷一起放入果汁機中攪拌。

③倒入金屬製的容器中放進冷凍庫，冷凍時用湯匙攪拌，反覆進行二～三次後繼續冷凍。

☆也可以按照同樣的要領，用甜瓜、桃子、草莓、木瓜做成冰糕。此外，也可依照個人喜好，用白葡萄酒或利口酒代替白蘭地。

〔草莓奶油凍〕

①將草莓去蒂，然後撒上砂糖擱置一會兒，將砂糖溶解後將其搗碎。

②加一大匙的水在明膠中使其膨脹。

③將牛乳和剩下的砂糖、香草精一起放進鍋中用火煮，煮滾之前離火，加入明膠液，利用其餘溫溶解。

④略微冷卻後加入①的草莓，將整個容器放在冰水中，時時攪拌使其冷卻凝固。

⑤將鮮奶油打到起泡再加入④。

⑥用水沾溼模型的內側，將⑤倒入待其冷卻凝固。

☆可利用香蕉或甜瓜、罐頭桃子、李子乾等來做。將罐頭水果直接搗碎，李子乾浸泡在溫水中，然後連浸泡的汁一起搗碎。

材料・1人份

夏橙凍

夏橙	$\frac{1}{6}$ 個（35g）
洋菜	$\frac{1}{12}$ 根（0.6g）
水	2 大匙（30g）
砂糖	1 大匙強（10g）
香草精	少量

桃子羹

桃子	$\frac{1}{6}$ 個（35g）
砂糖	1 小匙（3g）
洋菜	$\frac{1}{12}$ 根（0.6g）
水	1 杯
砂糖	2 大匙弱（17g）
紅葡萄酒	2 小匙（5g）

水果凍

明膠	1 小匙（3g）
水	1 大匙
砂糖	2 大匙強（20g）
水	$\frac{1}{3}$ 杯
櫻桃酒・檸檬汁	各 1 小匙
香蕉	$\frac{1}{6}$ 根（20g）
罐頭桃子	15g
葡萄	2 大粒（30g）

水果拼盤

鳳梨	100g
蘋果	25g
香蕉	40g
草莓	30g
砂糖	1 小匙（3g）
陳香酒	1 小匙
檸檬汁	少量

青蘋果冰糕

青蘋果	1 個（130g）
砂糖	1 大匙（33g）
檸檬汁	少量
白蘭地	1 小匙
薄荷	1 小匙

草莓奶油凍

草莓	20g
砂糖	1 $\frac{1}{2}$ 大匙弱（13g）
鮮奶油	1 大匙強（17g）
明膠粉	1 小匙強（3g）
牛乳	2 大匙強（33g）
香草精	少量

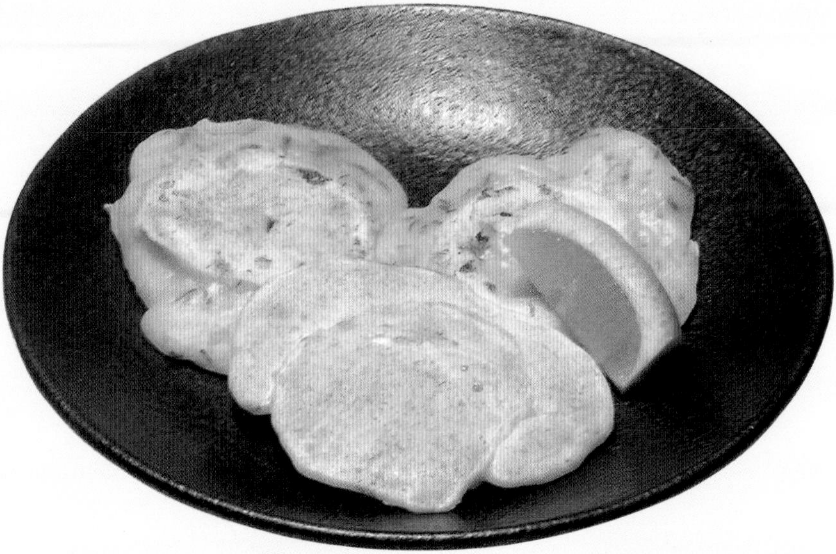

墨魚小餡餅

將墨魚、白肉魚和洋蔥一起煎成小餡餅。外表可以淋上一些牛乳，如果是重症者，可以淋上一些水。

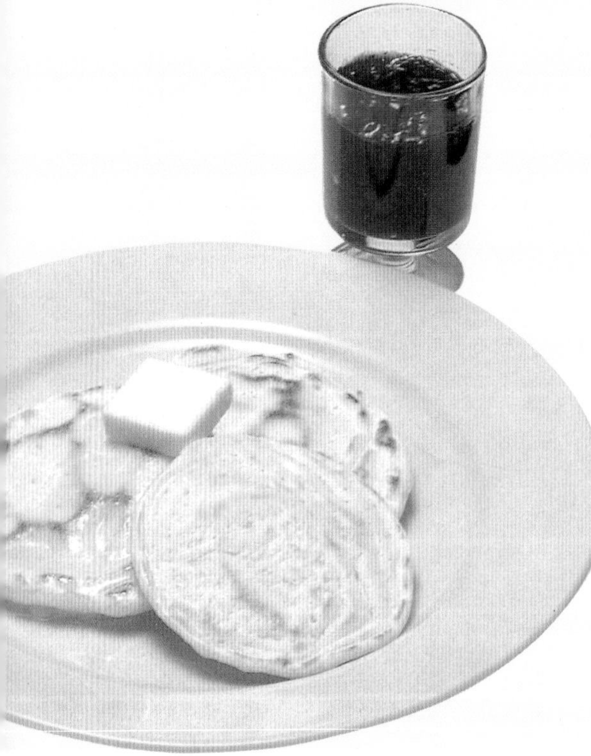

無蛋烤餅

即使不放蛋，也可藉著發粉的力量使餅膨鬆。可煎成薄餅捲新鮮蔬菜或水果吃。

作法38頁

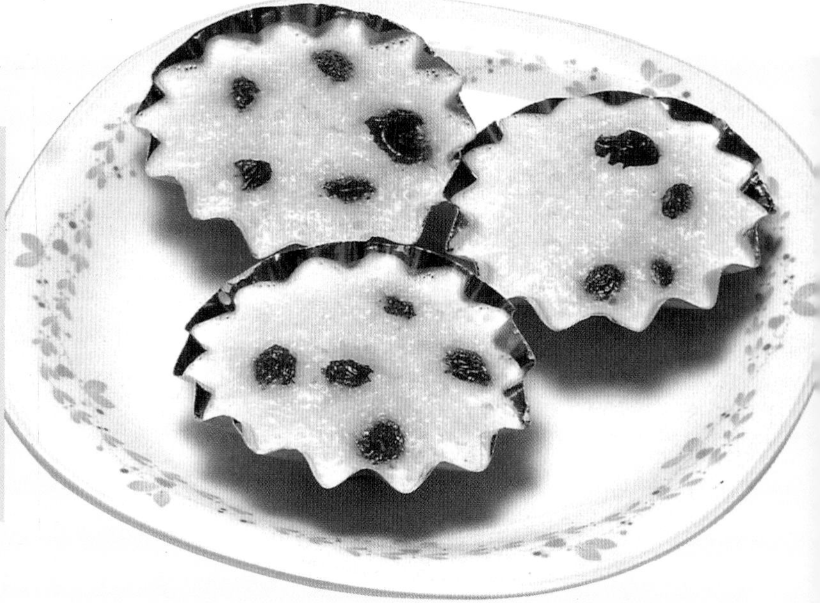

葡萄乾麵包

也是不需蛋便可做成的點心。材料中混入南瓜、馬鈴薯泥，吃起來更加可口。

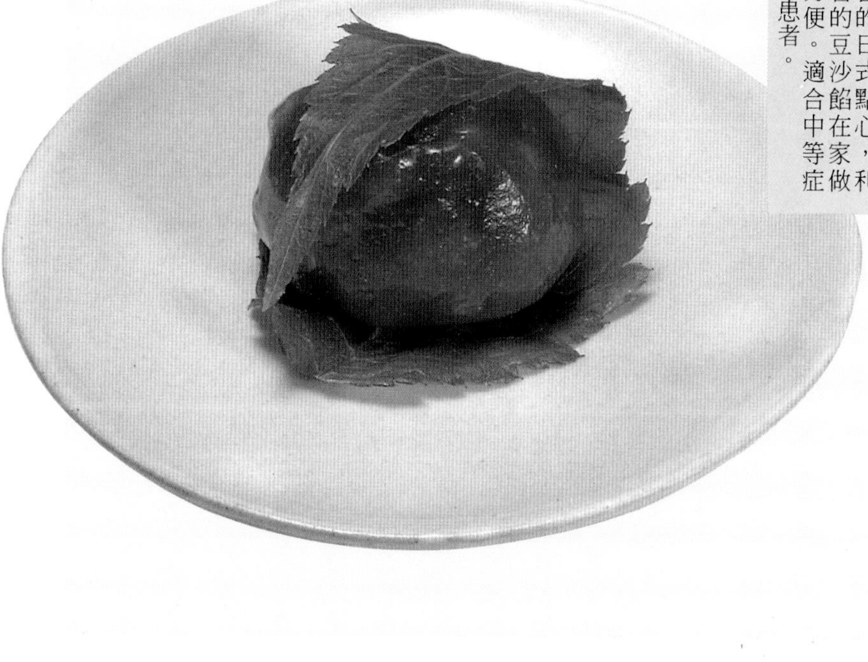

葛粉饅頭

這是夏天才擺在店裡販售的日式點心，利用市售的豆沙餡在家做也很方便。適合中等症以下的患者。

具滿足感的點心作法

參考36頁

〔墨魚小餡餅〕

①將墨魚去皮用滾水略燙，再切成約寬一公分的圓形。

②白肉魚放進小鍋子裡，淋上葡萄酒後把水加滿，蓋上蓋子用火蒸煮，冷卻之後將魚肉搗碎。

③洋蔥切成碎屑用火炒過。

④將麵粉和發粉一起調拌篩過，再加入牛乳和鹽調溶，混入①～③。

⑤將不沾鍋加熱後，再將④一匙一匙地放入鍋中，兩面都煎成金黃色。

⑥煎好後盛入盤中，再把檸檬放進盤子裡，在餐桌上先擠上檸檬汁後再吃。

☆小孩可以用番茄醬代替檸檬汁。

〔無蛋烤餅〕

①將麵粉和發粉調拌篩過，再

加入牛乳和水調溶。

②將不沾鍋加熱後，將①的½量倒入並蓋上蓋子，用小火煎三分鐘。

③煎到表面膨鬆且有洞出現時，翻過來蓋上蓋子再煎二分鐘後取出。剩下½的量也以相同的方式煎。

④趁熱淋上奶油和蜂蜜吃。

☆如果材料加入蛋的話比較不易膨鬆，很難熟透，所以倒入鍋中時要將餅攤薄，用小火慢慢煎。如果使用不沾鍋以外的煎鍋時，要充分加熱，並用布或廚房紙巾將油吸除後，再倒入材料。注意火的大小，不要用強火煎。吃的時候奶油要減半。

〔葡萄乾麵包〕

①將麵粉和發粉一起篩過，放

入大碗中加入砂糖充分調拌。再加入牛乳和水略為混合。

選擇點心的方法

小孩子受到電視廣告的影響，喜歡吃市售品，但是市售品大都使用蛋、牛乳、乳製品或植物油，而且使用各種添加物。購買市售品時，要注意以下幾點：

・要看清楚所標示的材料，確認是否適合自己的症狀。像小點心類看起來好像沒有使用油，其實相反，即使是少量的油，如果小點心吃多了，也等於攝取了過多的油。

・看清楚製造日期，避免選到時間太久的製品。如果症狀較輕者，像餅乾等使用較少油的東西就可以吃，如果時間一久，油會氧化掉，那麼這種餅乾就要避免。

最能令人安心的食品，就是自己親手做的點心，最方便的就是水果和芋頭，如果有時間的話

②將材料倒入鋁鍋中，再撒上葡萄乾，放進冒蒸氣的蒸籠中蒸十～十五分鐘。用竹籤刺麵包，如果竹籤上沒沾到任何東西就表示蒸好了。

☆可以利用李子乾或玉米代替葡萄乾。此外，材料中也可以混入果醬或橘子醬，不過這時就要控制砂糖量。

〔葛粉饅頭〕

・一次做十個的分量較容易做。

①在鍋中放入葛粉，加入$\frac{1}{2}$量的水調溶，再加入砂糖混合，然後再放入剩下的水全部調溶，並用小火煮。

②用竹片不斷調拌，等材料熟了以後離火，利用餘溫再調拌使其熟透凝固之後，分成一個一個的分量。

③手掌上放一個饅頭，加點水放入餡，從兩側包住，捏成文蛤的形狀。

④在冒著蒸氣的蒸籠中，鋪上擰乾的布，將③放入，用大火蒸十五分鐘。也可以用鹽漬櫻葉包住，盛在盤子上。

材料・1人份

墨魚小餡餅

墨魚・白肉魚	各 30g
白葡萄酒	$\frac{2}{3}$ 大匙
洋蔥	10g
沙拉油	迷你匙 $\frac{1}{2}$ 強（0.5g）
麵粉	$\frac{1}{3}$ 杯弱（30g）
發粉	$\frac{1}{4}$ 小匙（0.8g）
鹽	迷你匙 $\frac{1}{2}$ 強（0.6g）
牛乳	2 大匙（30g）
檸檬	$\frac{1}{4}$ 個

無蛋烤餅

麵粉	$\frac{1}{2}$ 杯（50g）
發粉	$\frac{1}{2}$ 小匙（1.5g）
牛乳	2 大匙（30g）
水	$\frac{1}{2}$ 大匙弱
奶油	$\frac{3}{4}$ 大匙弱（10g）
蜂蜜	$\frac{3}{4}$ 大匙弱（15g）

葡萄乾麵包

麵粉	$\frac{1}{2}$ 杯（50g）
發粉	$\frac{1}{2}$ 小匙（1.5g）
砂糖	1 大匙（9g）
牛乳・水	各 2 大匙（30g）
葡萄乾	$\frac{3}{4}$ 小匙（3g）

葛粉饅頭

葛粉	$\frac{1}{2}$ 大匙弱（4g）
水	1 $\frac{1}{3}$ 大匙
砂糖	1 大匙（9g）
豆沙餡	30g
櫻葉	1 片

，也可以使用麵粉做以上為各位介紹的點心。除了麵粉外，尚可用燕麥片或黑麥粉等雜糧。在此介紹的例子，是使用燕麥做的麵包。用酸乳酪和牛乳，適合中等症以下的人。

☆燕麥麵包

材料（18×10cm的模型一份）

燕麥　黑麥粉　麵粉各一杯　發粉二小匙　鹽、重碳酸鈉各一小匙　砂糖二大匙　蜂蜜$\frac{1}{4}$杯　原味酸乳酪一杯　牛乳$\frac{1}{2}$杯　葡萄乾一杯　奶油少量。

作法

①將酸乳酪放入大碗中，加入砂糖、蜂蜜混合調拌。

②將黑麥粉、麵粉、發粉、重碳酸鈉和鹽一起篩過，加入燕麥、牛乳略為混合放入①中，攪拌整體，最後再加入葡萄乾混合其中。

③在模型的內側塗上奶油倒入②，放入一七○～一八○度中的烤箱中烤一小時。用竹籤刺麵包，如果竹籤沒有沾上東西，就表示烤好了。

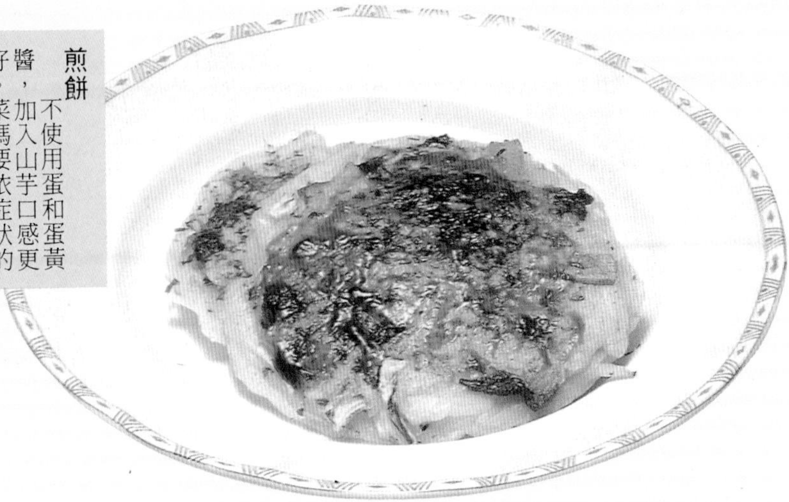

煎餅

不使用蛋和蛋黃醬，加入山芋口感更好。菜碼要依症狀的不同來下工夫。

湯餃

親手做的餃子皮，口感比市售品好，加點湯做成湯餃更容易吃。

丸子湯

令人懷念的麵粉丸子湯。加入豆腐和貝類，依症狀的不同多下點工夫。

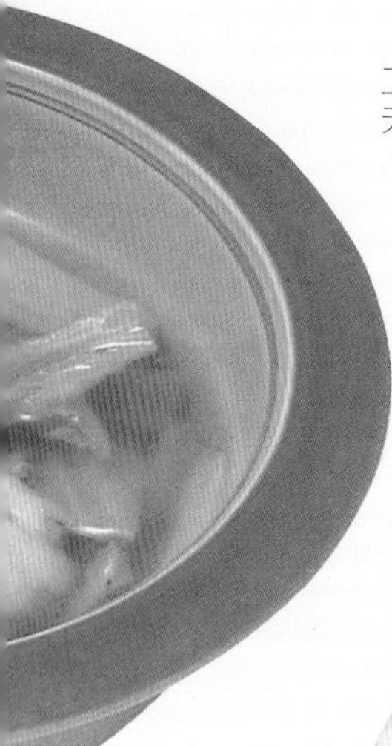

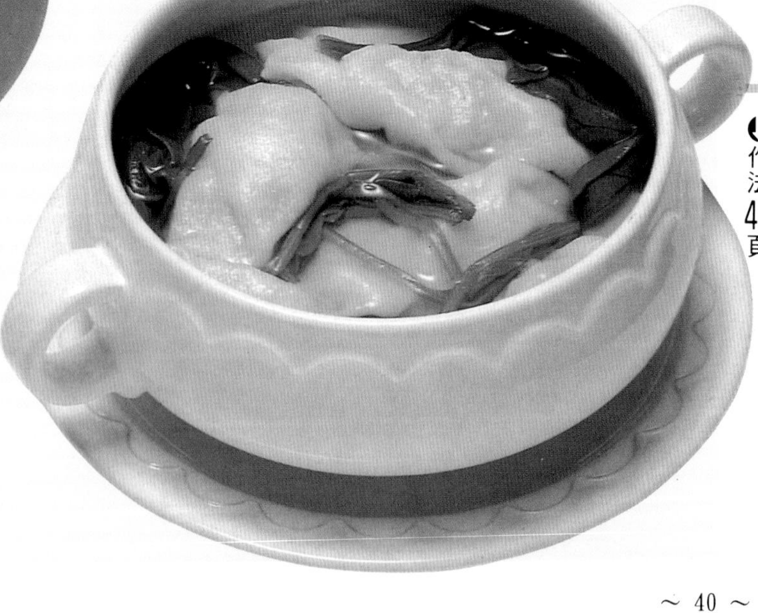

作法42頁

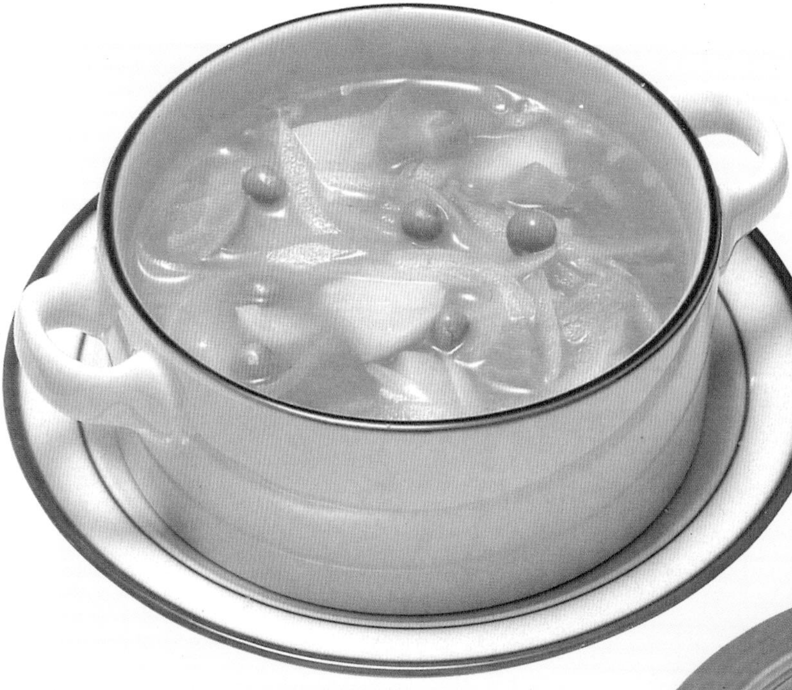

什錦湯

為了入味而使用少量牛肉，但也可以加入蟹、蝦和干貝的水煮罐頭，並搭配當令蔬菜。

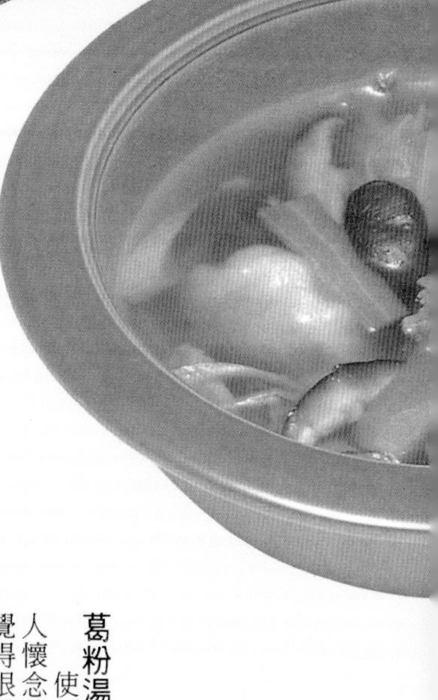

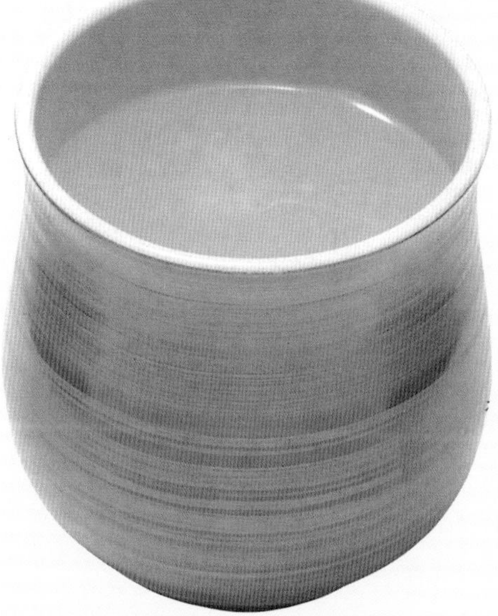

葛粉湯

使用葛粉煮出令人懷念的熱飲。如果覺得很難喝的話，加點果汁就容易喝了。

〔煎餅〕

①牛肉切絲。高麗菜切成粗絲，胡蘿蔔切成短片，蔥切成小口。豆芽菜洗淨瀝乾水分。

②將山芋削皮後，放在加入少量醋（分量以外）的水中浸泡後，瀝乾水分磨碎。

③用一定分量的水和麵粉調溶，再加入②調拌。

④加熱不沾鍋後，將③的½量倒入，再灑上①的½量的菜碼，用小火煎。等到邊緣熟了後再翻過來，一直煎到裡面熟透為止，便塗抹調味醬，灑上柴魚片和綠海苔粉。剩下的½量也以相同的方法做。

☆依症狀的不同，有時不能使用肉，這時可以用墨魚或乾蝦、竹輪等代替。此外，也可以使用水煮金鎗魚罐頭。

〔湯餃〕

①按照43頁插圖要領來做皮。

②至於餡，先將白菜略煮之後切碎，擰乾水分。蔥、蒜、薑也切碎。以上的材料和絞肉加入醬油和胡椒，用手充分調拌。

③用皮按照適當的分量包②。

④加熱肉湯並用鹽、胡椒調味，放③下去煮。待浮上來後再煮二～三鐘，煮到熟透為止，最後撒上煮過並切成長四公分的青菜後關火。

☆餃子餡的蔬菜可按照個人喜好，利用高麗菜或香菇等。如果不能使用肉的話，也可以將蝦子或白肉魚切碎使用，吃起來也很美味。

餃子餡中加入普通的芝麻油。這兒的說明並沒有放入油，但是如果覺得餃子太硬的話，加入少量的水會使口感更好。

不論是煮、蒸或是蘸點汁來吃都不錯。蘸汁可以使用沒有放芝麻油的橙醋、醬油等。

〔丸子湯〕

①將麵粉篩過放入大碗中，加入牛乳和水調溶。一直到比耳垂稍軟為止，如果太硬的話就加點水。

②豬肉切成一口的大小，白菜略切過，胡蘿蔔切成短片，香菇去蒂切成薄片，蔥斜切成薄片。

③將高湯加熱，放入蔥以外的蔬菜，煮熟之後用醬油調味，放入肉再將①捏成一口的大小放入，一邊撈出澀液一邊煮，等到丸子表面熟透浮上來為止，撒上蔥便關火。

☆可以使用蘿蔔或南瓜、芋頭等代替白菜。如果不能吃肉的話，

↑參考40頁

也能利用豆腐、竹輪、蛤仔、魚肉丸子等代替。

〔什錦湯〕

①將牛肉切成一口的大小。馬鈴薯和胡蘿蔔切成厚的銀杏形，洋蔥切成薄片。

②將肉湯加熱放入①，煮滾之後把火關小去除澀液，煮到蔬菜軟了為止。

③用鹽、胡椒調味，加入青豆煮滾之後，再倒入水、太白粉勾芡。

☆可以使用帶殼的蛤仔和文蛤、水煮罐頭干貝等代替牛肉，用水而不用肉湯時，煮起來也很美味。

〔葛粉湯〕

鍋中放入葛粉、砂糖、水調溶之後用火煮。一邊混合一邊煮，煮滾到透明為止關火，並倒入器皿中。

☆適合小孩的煮法是將罐頭橘子扳開放入，或是加入橘子醬或果醬代替砂糖，孩子會更喜歡吃。用少量的水調溶以火煮熟，趁熱時倒入果汁，就成為水果葛粉湯。適合大人的吃法，則是加入抹茶或薑屑來點綴。

材料・1人份

煎餅	
薄片瘦牛肉	30g
高麗菜	20g
胡蘿蔔、豆芽菜、蔥	各 5g
麵粉	½杯（50g）
水	¼杯
山芋	10g
煎餅醬	適量
柴魚片、綠海苔粉	各少量
湯餃	
皮　麵粉（低筋）	3 大匙強（25g）
皮　中筋粉	1 ¼大匙（10g）
皮　鹽	少量
皮　水	1 大匙強
餃子餡　豬腳瘦肉	30g
餃子餡　白菜	20g
餃子餡　蔥	5g
餃子餡　薑、蒜	各少量
餃子餡　醬油、胡椒	各少量
肉湯	1 杯
鹽	迷你匙 1 匙（1g）
胡椒	少量
青菜	30g
丸子湯	
麵粉	3 ¾大匙（30g）
牛乳	2 小匙（10g）
水	1～2 大匙
薄片豬瘦肉	20g
白菜	30g
胡蘿蔔	10g
新鮮香菇	15g
蔥	5g
高湯	1 杯
醬油	½小匙（3g）
什錦湯	
薄片瘦牛肉	30g
馬鈴薯	1 個（100g）
洋蔥	¼個（50g）
胡蘿蔔	15g
青豆（罐頭）	1 大匙弱（7g）
肉湯	1 杯
鹽	½小匙（2.5g）
胡椒	少量
太白粉	1 小匙（3g）
水	2 小匙
葛粉湯	
葛粉	1 ¼大匙（11g）
水	1 杯弱
砂糖	2 大匙弱（17g）

餃子皮的作法

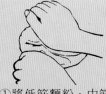

①將低筋麵粉、中筋麵粉和鹽一起篩過，圓攤在台子上，中央倒入水，一邊混合周圍的粉一邊揉捏。

②揉捏整個粉一直到如耳垂般的硬度為止。

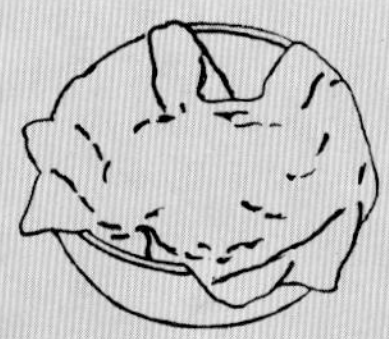

③捏成圓形，蓋上擰乾的布，擱置 10～15 分鐘。

④攤開成棒狀。

⑤用手捏成小塊（記載的分量為 7 分，因此要分為 7 個）。

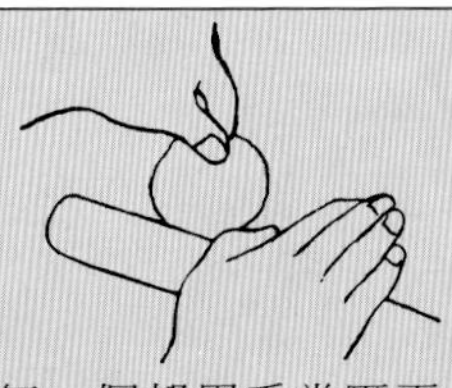

⑥每一個都用手掌壓平成圓形。

⑦用擀麵棍將皮攤薄。秘訣是中央要稍厚些。

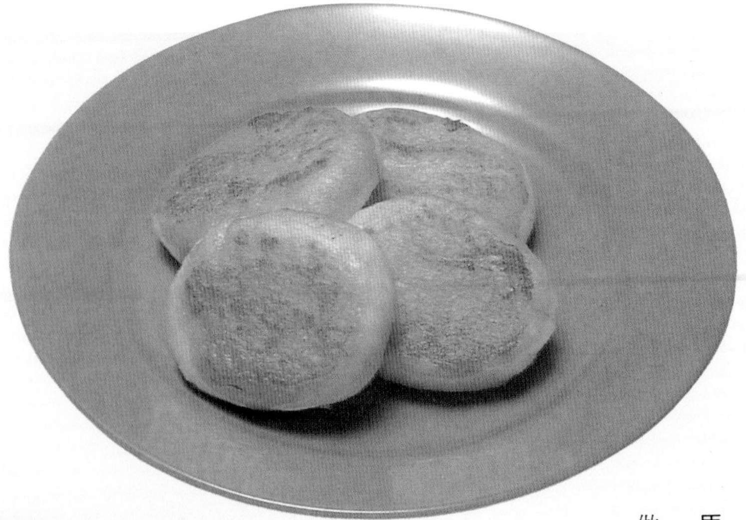

馬鈴薯餅

蒸馬鈴薯混合太白粉做成的餅。吃起來很爽口，適合當主食。

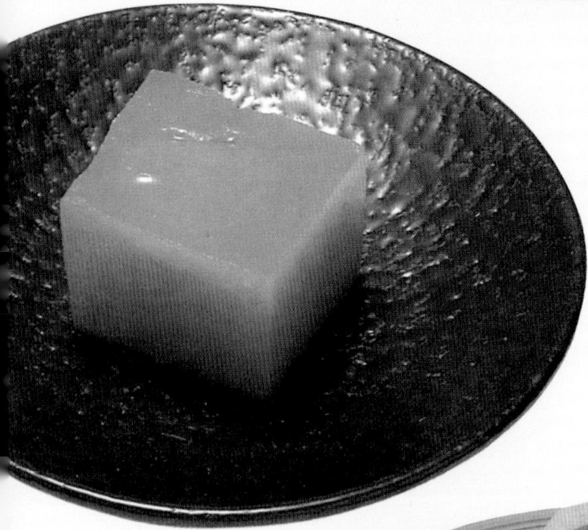

甘藷羊羹

用瓊膠凝固甘藷泥做成的日式點心。加點栗子更為豐富。

作法46頁

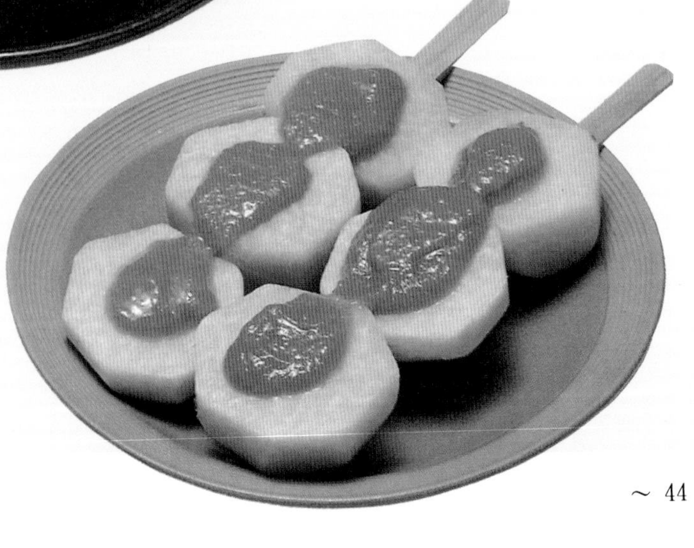

田樂芋頭

少放一點甜的味噌，煮成淡味芋頭，吃起來也非常美味。

橘子汁煮甘藷

用橘子汁來煮，以玉米澱粉勾芡。具橘子風味令人更容易吃。

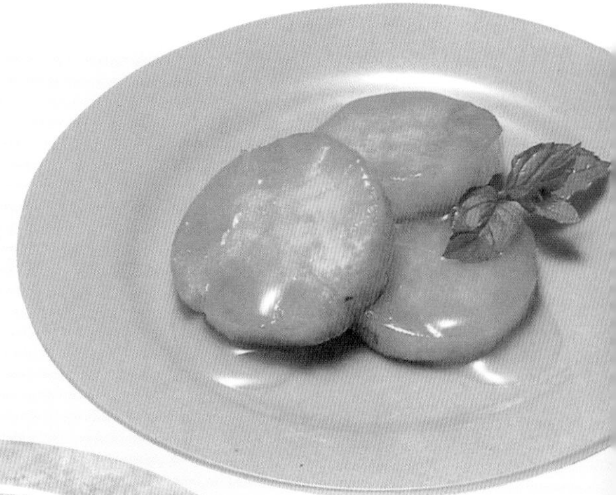

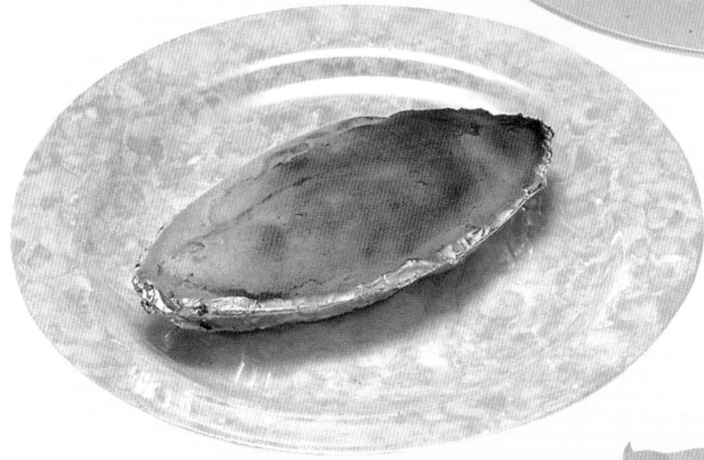

甜甘藷

市售品會加入蛋和鮮奶油，在此為各位介紹不需要蛋就可做成的點心，那就是表面塗抹米酒醬油代替蛋黃，使其具有光澤。砂糖少一點會使口味較淡。

蘋果金丸

以蘋果的酸味和口感來搭配，是充滿光澤的金丸，吃起來非常爽口。也可當成便當菜。

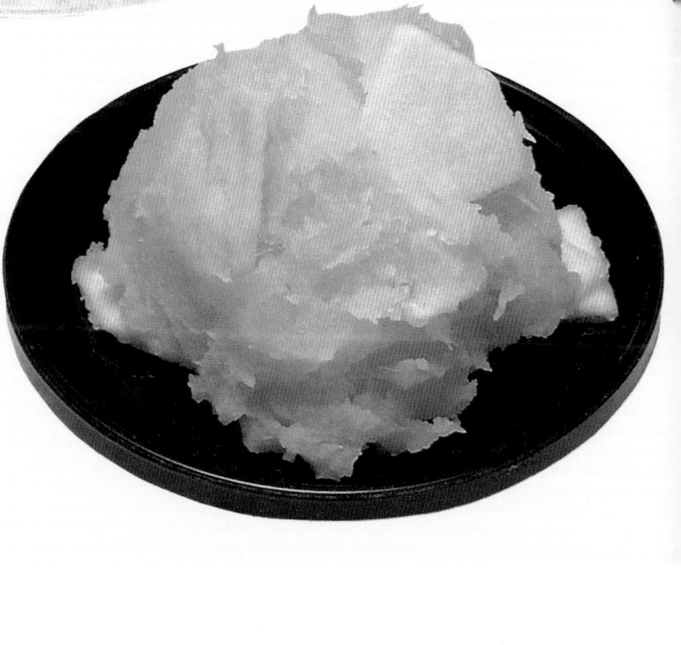

參考44頁

〔甘藷羊羹〕

・可以使用較小的模型做六人份。

①甘藷削掉厚皮，切成寬二公分的圓片，浸泡在水中去除澀液以後，放入水中煮。軟了之後倒掉煮汁再煮，瀝乾水分，趁熱剝皮搗碎。

②放甘藷到鍋中，加入水用小火煮，出現甘甜味時再分二~三次放入砂糖，然後加入鹽調拌。

③另外一方面，將瓊膠撕碎浸泡在水中還原，和一定分量的水一起放入鍋中，煮到透明為止。趁熱加入②用竹片調拌，倒入模型或是鋁製便當盒中，加上甘露煮栗子，表面鋪平使其冷卻凝固。

④由模型中倒出切開。

☆此外，也可以利用太白粉蒸煮。做甘藷餡時加入一小匙太白粉，不要倒入瓊膠液，直接倒入模型中，然後再將½小匙的太白粉和一小匙的水互相調溶，倒在表面，放在蒸籠中蒸約十五分鐘。放在冰箱冷卻後取出。

〔橘子汁煮甘藷〕

①甘藷切成厚七~八公釐的圓片，削去厚皮浸泡在水中，去除澀液。

②將水分瀝乾後，加入橘子汁和砂糖用小火煮軟，不要用大火以免煮破。

③煮軟之後，將玉米澱粉用一倍分量的水調溶，倒入勾芡。

④盛在盤子上後用薄荷葉裝飾。

〔蘋果金丸〕

①甘藷削去厚皮，切成厚二公分的圓片，和做甘藷羊羹的要領相同，煮過之後搗碎，加入砂糖和鹽做成金丸。

②另外一方面，將蘋果切成薄銀杏形浸泡在鹽水中，然後瀝乾水分。

③在①中加入蘋果再煮，煮到蘋果熟透為止。

☆可按照個人喜好加入檸檬汁，會具有鮮艷的黃色。除了蘋果外，也可以利用鳳梨罐頭或葡萄乾、乾納豆、栗子等一起放入。金丸冷凍過後，味道也不會改變，可以多做一些，享受多變化的口味。

〔甜甘藷〕

①甘藷連皮放在三百度的烤箱中烤三十分鐘。如果用竹籤刺而能迅速通過表示已經熟了，對半縱切，用湯匙挖出內容物趁熱搗碎。

材料・1人份

甘藷羊羹
- 甘藷 -------- 120g
- 砂糖 -------- ½杯弱（50g）
- 水 -------- ⅓大匙
- 鹽 -------- 極少量
- ｛瓊膠 -------- ⅙條（1.2g）
- 　水 -------- 2大匙強｝
- 甘露煮栗子 -------- 1粒（15g）

橘子汁煮甘藷
- 甘藷 -------- 50g
- 橘子汁（100%純果汁） -------- ½杯
- 砂糖 -------- 2大匙強（20g）
- 玉米澱粉 -------- ⅓小匙（1g）

蘋果金丸
- 甘藷 -------- 80g
- 砂糖 -------- 2大匙強（20g）
- 鹽 -------- 少量
- 蘋果 -------- 20g

甜甘藷
- 甘藷 -------- 80g
- 砂糖 -------- 1大匙弱（8g）
- 奶油 -------- ¾小匙（3g）
- 牛乳 -------- 1小匙（5g）
- 香草精、肉桂 -------- 各少量
- 米酒、醬油 -------- 各少量

馬鈴薯餅
- 馬鈴薯 -------- 1個（100g）
- 太白粉 -------- 1大匙強（10g）
- 醬油 -------- 1小匙弱（5g）

田樂芋頭
- 芋頭 -------- 3個（150g）
- 昆布湯 -------- 2杯
- 醬油 -------- 1迷你匙弱（1g）
- ｛紅味噌 -------- 2小匙（12g）
- 　高湯 -------- 1小匙
- 　砂糖 -------- ⅔小匙（2g）
- 　米酒 -------- ½小匙（3g）｝

　②倒奶油在熱鍋中，再加入砂糖、牛乳、香草精，煮滾之後加入①，用竹片調拌。膨鬆之後加入肉桂。

　③倒入鋁盒中，將米酒和醬油調拌之後塗於表面，放在一六〇度的烤箱中，烤到表面呈金黃色為止。

〔馬鈴薯餅〕

　①將馬鈴薯蒸熟去皮，趁熱搗碎，混入太白粉充分調拌，待其略為冷卻。

　②冷卻之後，捏成一個個一口大小的丸子，每一個都用保鮮膜包住，放入冰箱中冷藏三十分鐘。

　③撕掉保鮮膜用不沾鍋煎，煎好後表面塗抹醬油盛在盤子上。

　☆可以用高筋麵粉代替太白粉來調拌，捏成一口的大小，用滾水煮熟之後，就成為義大利式點心。沾醬油、味噌醬或是好像義大麵似的，淋一些肉醬或番茄醬來吃都不錯。這也是小孩喜歡吃的一道點心。

〔田樂芋頭〕

　①芋頭去皮切成厚一・五～二公分的圓片，和高湯一起放入鍋中煮軟為止，用醬油調味，待入味後取出，瀝乾汁液用竹籤穿成串。

　②味噌、高湯和調味料調拌放入鍋中，用小火煮溶再放入芋頭。

　☆芋頭除了用煮的之外，也可以連皮一起蒸，然後去皮切成圓片用烤箱烤，塗上味噌能增加烤的香氣。加入味噌醬、芝麻屑、薑或木芽等，吃起來也很美味。

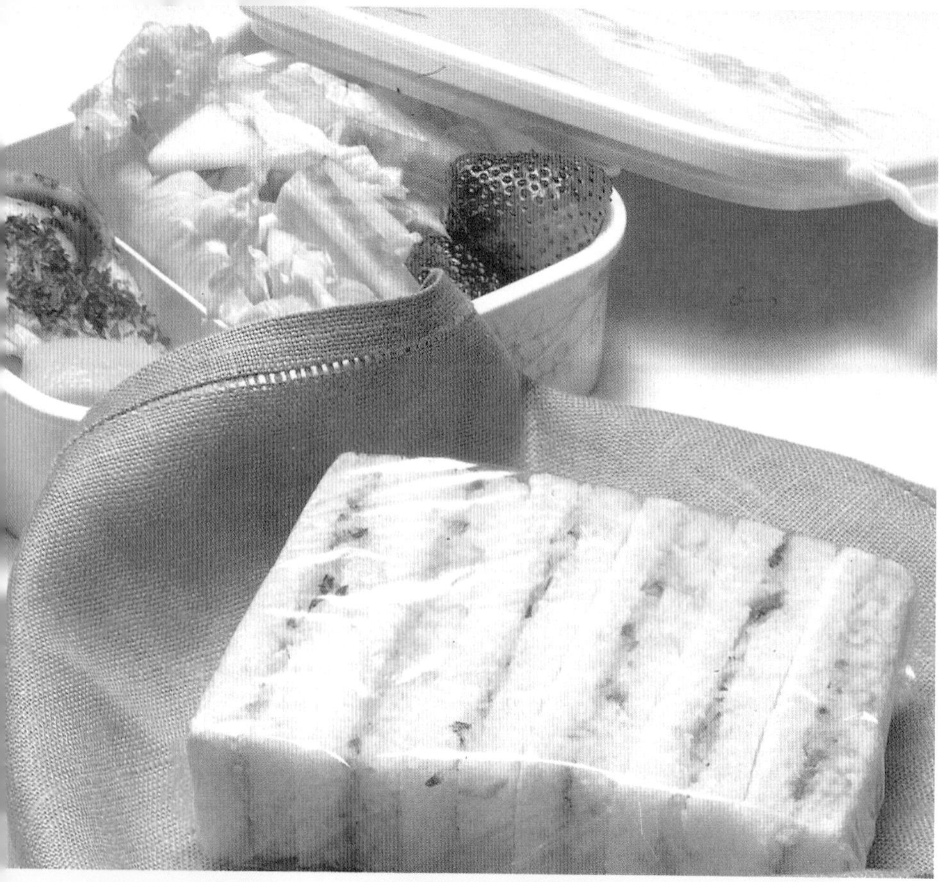

三明治午餐

綠三明治
胡蘿蔔三明治
烤墨魚
魚板沙拉
草莓

雖然是三明治，但是用蛋黃醬涼拌或用油炒都可以。綠三明治添上青菜和魩仔魚。日本式的副菜，油要控制到最低限度來使用。

作法50頁

牛肉牛蒡八幡卷
炒煮青椒
醋蓮藕
甜煮金時豆
麥飯糰
橘　子

日式料理的口味是鹽分較高，所以一定要充分煮熟或使用醋，口味才能較淡些。

麥飯便當

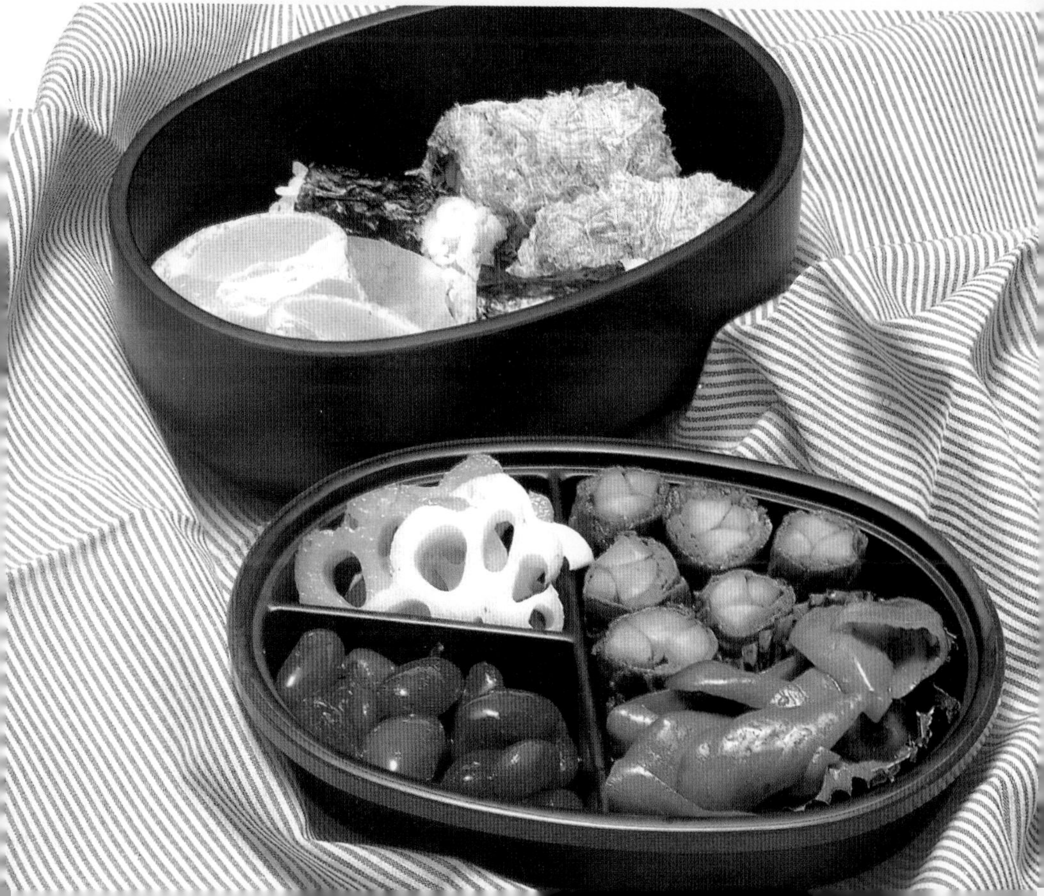

便當（中等症）的作法

↑參考48頁

〔三明治午餐〕

綠三明治

①將蘿蔔苗去根切成三等分，魩仔魚用滾水燙過瀝乾水分用味噌涼拌。

②將奶油和芥末混合塗在一片麵包上夾住①，壓上重石擱置一會兒，便將其切成適當大小。

胡蘿蔔三明治

將胡蘿蔔去皮切碎瀝乾水分。奶油乳酪放在室溫中，使其柔軟融化。葡萄乾用溫水浸泡切碎。以上材料和果醬混合，夾在塗奶油的麵包上，切成適當大小。

烤墨魚

把墨魚去皮剖開，用竹籤串起來，兩面都要烤，然後撒上鹽和綠海苔粉。切成一口的大小，添上梳形檸檬片裝飾。

魚板沙拉

沙拉、白菜、西洋芹切成長四公分的短片狀，蘋果切成薄銀杏形，用橙醋和鹽涼拌，並添上萵苣。

☆綠三明治如果要給小孩子吃的話，可以用菠菜代替蘿蔔苗。依症狀的不同，有時不能使用魚板或竹輪等煉製品，這時可利用煮過的蝦子和金鎗魚水煮罐頭來代替。

〔麥飯便當〕

牛肉牛蒡八幡卷

①將牛蒡削皮切成長十四～十五公分的長度，較粗的縱切為四半，浸泡在水中去除澀液後，加入放了少量醋（分量以外）的滾水中煮。

②將牛肉攤開放入二～三條牛蒡，從一端開始捲起。

③將煎鍋加熱後放入②，煎到表面呈金黃色為止，便加入調味料，把火關小並蓋上蓋子煮到入味為止。煮汁少了後用大火煮會更入味，煮好後切成適當大小。

炒煮青椒

青椒去籽切成小塊，和醬油、酒一起放入鍋中，用大火炒煮到汁液乾了為止。

醋蓮藕

①蓮藕沿著孔圓切成厚度五公釐左右的花形，浸泡在醋水（分量以外）中去除澀液。

②用加入少量醋（分量以外）的滾水煮到熟透為止，趁熱將⅔的量放入用醋和米酒調拌的甜醋中，剩下的則沾紅梅醋。

甜煮金時豆

①金時豆用三倍分量的水浸泡還原，連汁一起放入鍋中用大火煮

滾之後，把火關小煮二～三分鐘，然後倒掉煮汁，再加入三倍分量的水用大火煮滾之後，把火關小，時時加入水，保持豆浸泡在汁中的狀態煮。

②豆子煮軟後，分二～三次加入砂糖，蓋上蓋子用小火煮三十～四十分鐘。最後加入鹽略煮便關火。

麥飯糰

將一定分量的白米和麥片一起清洗，加入五成的水煮，然後捏成二個飯糰，一個用紫菜捲起，另外一個撒上海帶絲。

☆依症狀的不同，有時不想用牛肉的話，八幡卷可以用鰻魚來代替。

炒煮青椒、醋蓮藕、甜煮金時豆都可以放久一點，可多做一些當成常備菜。

材料・1人份

三明治午餐

綠三明治
- 吐司麵包（切成 12 片）------ 2 片（60g）
- 奶油 ------------ 2 ½小匙（10g）
- 芥末 ------------ 少量
- 蘿蔔苗 ------------ 8g
- 魩仔魚 ------------ 10g
- 味噌 ------------ 1 小匙（6g）

胡蘿蔔三明治
- 吐司麵包（切成 12 片）------ 2 片（60g）
- 奶油 ------------ 1 ¼小匙（5g）
- 胡蘿蔔 ------------ 20g
- 杏仁果醬 ------------ ½大匙弱（10g）
- 葡萄乾 ------------ 1 大匙強（5g）
- 奶油乳酪 ------------ 1 大匙（13g）

烤墨魚
- 墨魚肉 ------------ 70g
- 鹽 ------------ ½迷你匙（0.5g）
- 綠海苔粉 ------------ 少量
- 檸檬 ------------ ⅙個

魚板沙拉
- 魚板 ------------ 15g
- 白菜 ------------ 30g
- 西洋芹、萵苣 ------------ 各 10g
- 蘋果 ------------ 20g
- 橙醋 ------------ ½大匙
- 鹽 ------------ 少量（0.2g）
- 草莓 ------------ 60g

麥飯便當

牛肉牛蒡八幡卷
- 薄片瘦牛肉 ------------ 60g
- 牛蒡 ------------ 40g
- 醬油 ------------ 1 ⅓小匙（8g）
- 酒 ------------ ½小匙弱
- 米酒 ------------ ¾小匙強（5g）
- 砂糖 ------------ ½大匙強（5g）

炒煮青椒
- 青椒 ------------ 1 個（30g）
- 醬油 ------------ ¾小匙強（5g）
- 酒 ------------ 1 小匙

醋蓮藕
- 蓮藕 ------------ 40g
- 醋 ------------ 2 小匙（10g）
- 紅梅醋 ------------ 1 小匙（5g）
- 米酒 ------------ 1 ⅔小匙（10g）

甜煮金時豆
- 金時豆（乾燥）------------ 15g
- 砂糖 ------------ 1 ⅔大匙（15g）
- 鹽 ------------ 少量
- 橘子 ------------ 小 1 個（45g）

麥飯糰
- 白米 ------------ ½杯強（85g）
- 麥片 ------------ ⅓杯弱（35g）
- 海苔、海帶絲 ------------ 各適量

適應營養午餐

・如果是第二、三階段法的話，可以使用一部分的菜單。

如果進行第四階段的完全去除法時，不能使用營養午餐，必須帶便當，第二、三階段大都只要去除一部分的菜單就可以了。不只是菜單名稱，連使用的材料也要仔細觀察檢討，去除一部分食品。當然，事前要向幼稚園或學校報告，附上診斷書，說明正在進行食物療法，如果是除去一部分時，每一次要書面通知今天到底要除去那些東西，光是口頭告訴孩子，孩子並無法充分了解，有時會引起一些問題。

若要除去一部分的食物，可能會因為除去食物而造成營養不足。這時要帶其他的菜以便補充營養，盡可能和營養午餐的內容相近，以免讓小孩產生不舒服的感覺。

・需要父母的支持。

關於團體營養午餐的實行，有贊成和反對兩派之議，如果學校實行營養午餐，而只有一個孩子帶便當的話，可能會因為吃不同的東西而受欺負。

因此，要在級任老師的了解和指導下，或是父母本身直接向同班同學說明也很有效。得到老師的了解後，向同學們說明為什麼不能和大家一起吃營養午餐。以實例來解釋，正面的說明就能避免孩子受欺負。

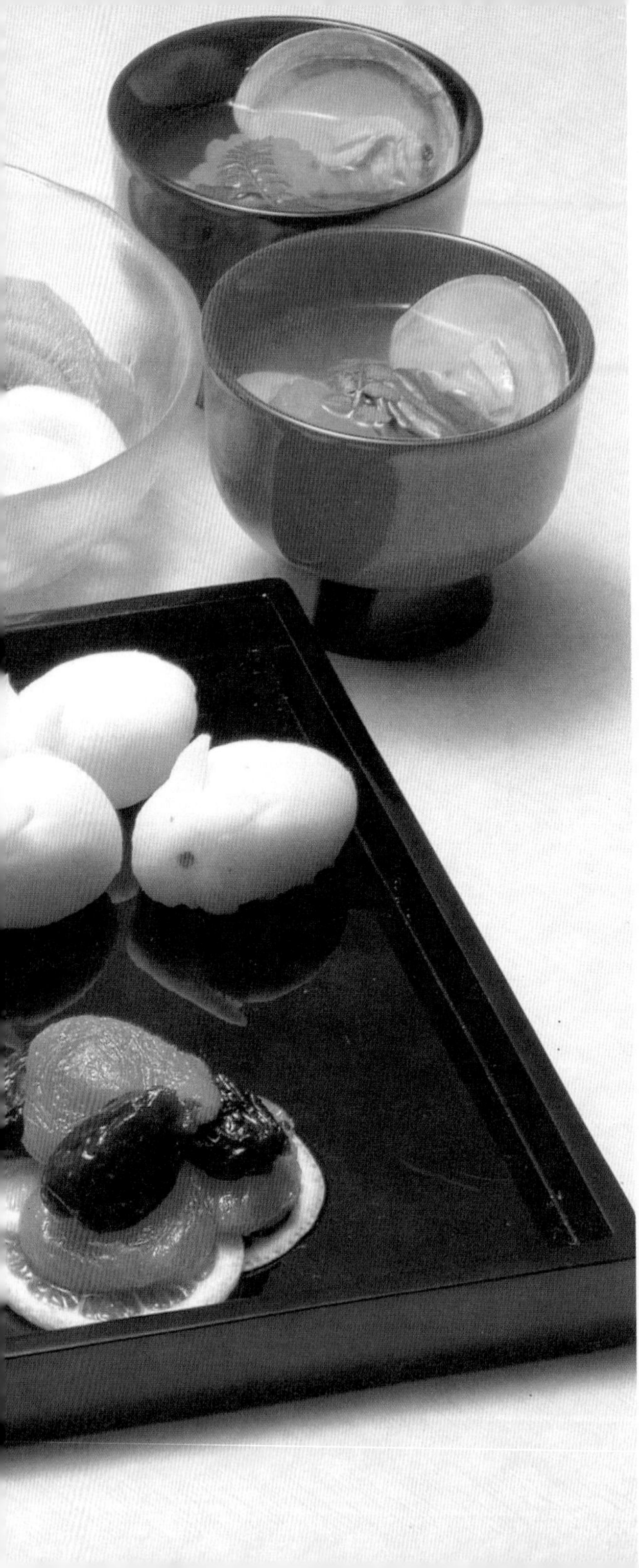

生日的菜單

什錦飯
南部燒方頭魚
李子乾杏煮檸檬
海帶芽番茄醋漬墨魚
文蛤湯
水果糯米
長芋白兔

作法54頁

這分菜單不僅適合生日，也可以用於慶祝入學或節慶，是適合春天慶典的菜單。什錦飯含有豐富蔬菜。甜點也是屬於日本口味，使用水果做成可愛的形狀，是小孩子最喜歡的。

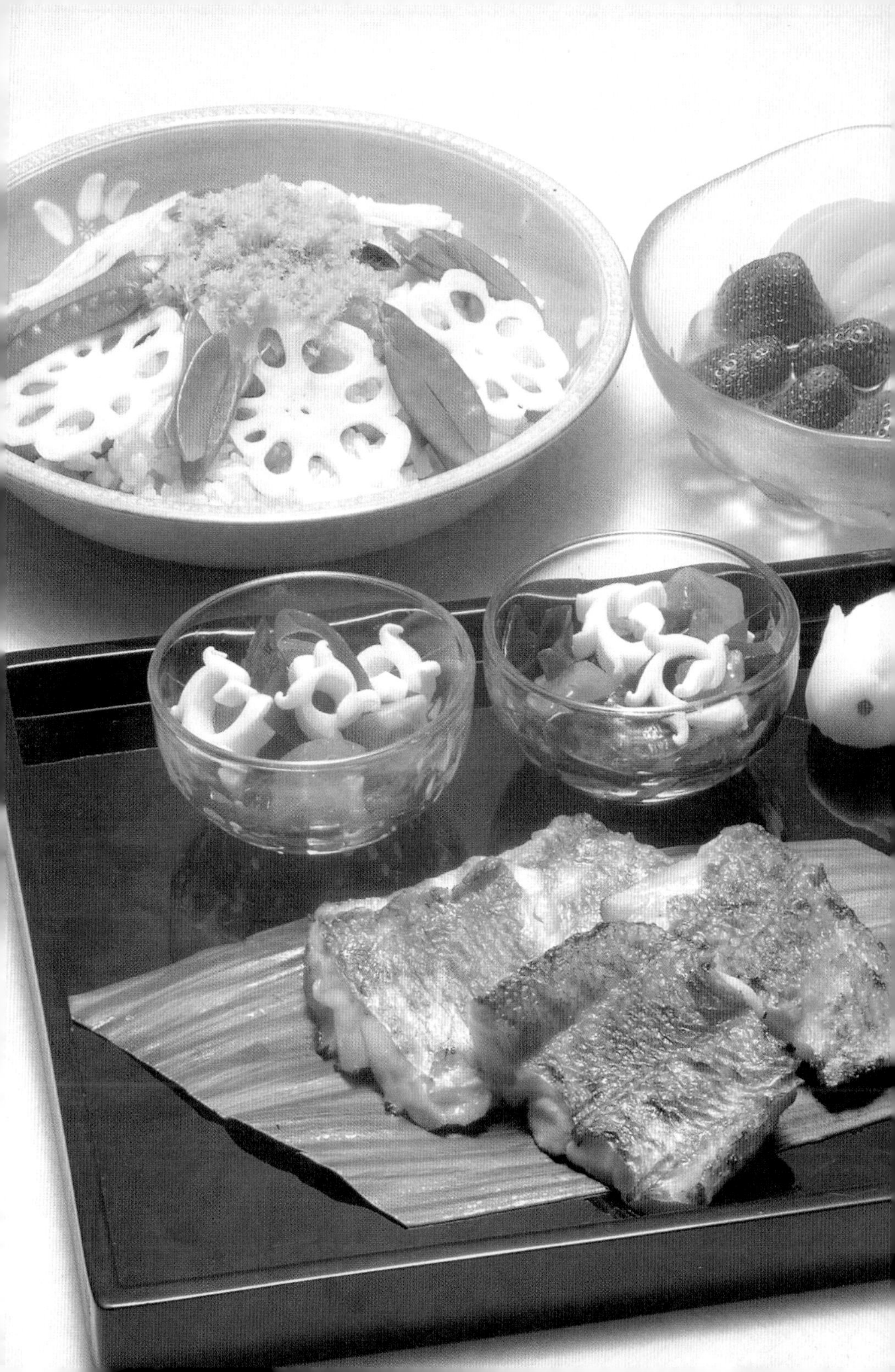

參考52頁

〔什錦飯〕

①做壽司飯。米在煮的一小時前洗過之後放入簍子裡瀝乾，然後放入加了一定分量酒和水的電鍋裡，再放劃上切痕的昆布一起煮。煮好之後取出昆布，移到盤台上。

②將調合醋的材料調拌混合，撒在①上，同時用木片混合使其冷卻。

③做菜碼。胡蘿蔔切成小的薄短片形，用分量的高湯和調味料煮到汁都收乾為止，擱置一旁冷卻。

④香菇去蒂用溫水浸泡還原。葫蘆乾撒上少許鹽，揉捏清洗之後用水浸泡還原。兩者都加入分量的高湯和調味料煮到汁收乾為止，待其冷卻切成小塊。

⑤蓮藕去皮切成花形薄圓片，洗過之後瀝乾水分略煮。將分量的高湯和調味料放入鍋中，煮滾之後放入蓮藕用大火快煮，然後攤在平盤上冷卻。

⑥豌豆用滾水略燙，瀝乾水分撒上鹽。

⑦在②中混入③、④盛在盤子上，加上⑤的醋蓮藕、⑥的豌豆片、魚肉鬆裝飾。

〔南部燒方頭魚〕

①方頭魚撒上鹽和酒擱置一會兒，再瀝乾水分。

②用醬油、米酒、酒混合加入芝麻來醃製①，擱置三十分鐘。

③在加熱的鐵絲網上，放上瀝乾醃汁的方頭魚烤。烤到八分熟後，再塗上剩下的醃汁繼續烤。反覆進行二～三次就可以了。

④將要混合的杏仁和李子乾，浸泡在溫水中，泡軟之後，水和砂糖、萊姆酒、檸檬一起放入鍋中，煮滾之後把火關小，用紙或鋁箔蓋上煮十五～二十分鐘。冷卻之後與③一起調拌。

☆這種燒烤的方法如果是利用烤箱烤的話，不需要翻就能烤得很漂亮。如果是油脂較多的魚，萬一油脂滲出的話，就比較難吃，喜歡吃魚的人是無所謂，不過還是選擇白肉魚較好。

〔海帶芽番茄醋漬墨魚〕

①將海帶芽浸泡還原，切成易吃的大小。

②墨魚去皮斜切，用滾水略燙後瀝乾水分冷卻，再與切花的方向交錯細切。

③番茄用滾水燙過再去皮，然後去籽環切成二公分正方形大小。

④將調味料調拌之後，涼拌①

～③。

〔文蛤湯〕

①將文蛤殼摩擦搓洗，和分量的水一起放入鍋中用火煮。煮滾之後把火關小，加入酒、鹽和醬油調味煮三～四分鐘，然後將文蛤取出一個殼中放入兩份文蛤肉盛在盤上。

②鋪上燙過的青菜，以及煮過並做成花形的胡蘿蔔，倒入熱湯並添上木芽。

〔水果糯米〕

①將糯米放入大碗中，慢慢地加入一定分量的水，同時將糯米粉揉搓呈耳垂般的硬度，做成直徑二公分的扁丸子。用大量滾水煮，待浮上來之後撈起放在鋪上濕布的簍子裡瀝乾。

②砂糖水和水一起放入鍋中，煮到砂糖融化之後離火，加入檸檬汁待其冷卻。

③將水果切成欲吃的形狀，和①一起盛在盤中，並淋上②的糖漿。

〔長芋白兔〕

①將長芋去皮，切成厚二公分的圓片，蒸過之後搗碎，加入砂糖充分混合。

②將栗子對半剖開，用①包成蛋形，左端稍微捏成較細的形狀。用剪刀剪出耳朵的形狀，再用少量的水溶解食用紅色色素做兔子眼睛。

朋友的宴會也喜歡用我們家的菜

不管是生日或兒童節，只要在有孩子們聚集慶祝的時候，卻只有自己的孩子要避免蛋和油，可是不用油炸或蛋的食品又怕朋友覺得難吃，真是令人感到煩惱，要準備讓大家都能喜歡的東西，恐怕很麻煩吧！

雖然現在的小孩喜歡吃油炸食品或蛋糕，但是經常吃反而會覺得厭倦。所以我們家的菜單是使用日本料理，給人一種新鮮的印象，應該會讓他們感到高興。可以用水果凍或是冰糕來代替蛋糕。此外，在此為各位介紹親手製的日本點心也非常受歡迎。

材料・1人份

什錦飯

- 米 ---- ¾杯強（125g）
- 海帶 ---- 2cm
- 酒 ---- 1 ½小匙
- 水 ---- 180c.c

調合醋

- 醋 ---- 1大匙（15g）
- 砂糖 ---- ½大匙強（5g）
- 鹽 ---- 1 ⅓迷你匙（1.3g）

- 胡蘿蔔 ---- 40g
- 高湯 ---- 1 ⅔大匙
- 砂糖 ---- ½小匙（1.5g）
- 鹽 ---- ¼迷你匙（0.3g）
- 醬油 ---- 1迷你匙（1g）

- 乾香菇 ---- 大1朵（浸泡還原15g）
- 葫蘆乾 ---- 1g（浸泡還原10g）
- 高湯 ---- ¼杯
- 砂糖 ---- 1 ½小匙（4.5g）
- 醬油 ---- ¾小匙（4.5g）

- 蓮藕 ---- 10g
- 高湯 ---- 1大匙強
- 砂糖 ---- ½小匙（1.5g）
- 鹽 ---- ½迷你匙（0.5g）
- 醋 ---- ⅓小匙強（2g）

- 豌豆片 ---- 10g
- 鹽 ---- 極少量

魚肉鬆（市售品） ---- 10g

南部燒方頭魚

- 方頭魚 ---- 1塊（75g）
- 鹽 ---- ½迷你匙強（0.6g）
- 酒 ---- 1小匙（5g）

低鹽醬油、米酒 ---- 各¾小匙（4.5g）
酒 ---- ¾小匙
芝麻 ---- ¾小匙（4g）

李子乾和杏煮檸檬

- 李子乾（去籽） ---- 2個（10g）
- 乾杏仁 ---- 2個（10g）
- 水 ---- ¼杯
- 砂糖 ---- ¾小匙（2.5g）
- 萊姆酒 ---- ⅔小匙（10g）
- 薄片檸檬 ---- 小1塊

海帶芽番茄醋漬墨魚

乾海帶芽 ---- 0.7g (浸泡後為10g)
番茄 ---- 50g

- 墨魚 ---- 25g
- 鹽 ---- 極少量

- 醬油 ---- ¾小匙(4.5g)
- 醋 ---- ½迷你匙弱(0.4g)
- 砂糖 ---- ⅔小匙(2g)
- 芝麻油 ---- ½小匙(2g)

文蛤湯

文蛤(帶殼) ---- 2個 (50g)
胡蘿蔔、茼蒿 ---- 各10g
水 ---- ¾杯
酒 ---- ½大匙
鹽 ---- ½迷你匙強（0.6g）
醬油 ---- 1迷你匙(1g)
木芽 ---- 1~2片

水果糯米

- 糯米粉 ---- 2 ¾大匙弱 (25g)
- 水 ---- 1 ⅔大匙

桃子（罐頭） ---- ½個（50g）
奇異果 ---- ¼個（12g）
草莓 ---- 2個（30g）

糖漿
- 砂糖 ---- 1 ⅓大匙（12g）
- 水 ---- 1 ⅔大匙
- 檸檬汁 ---- ¾小匙

長芋白兔

長芋 ---- 25g
砂糖 ---- ¾大匙（7g）
水、紅色食用色素 ---- 各少量
甘露煮栗子 ---- ½個（5g）

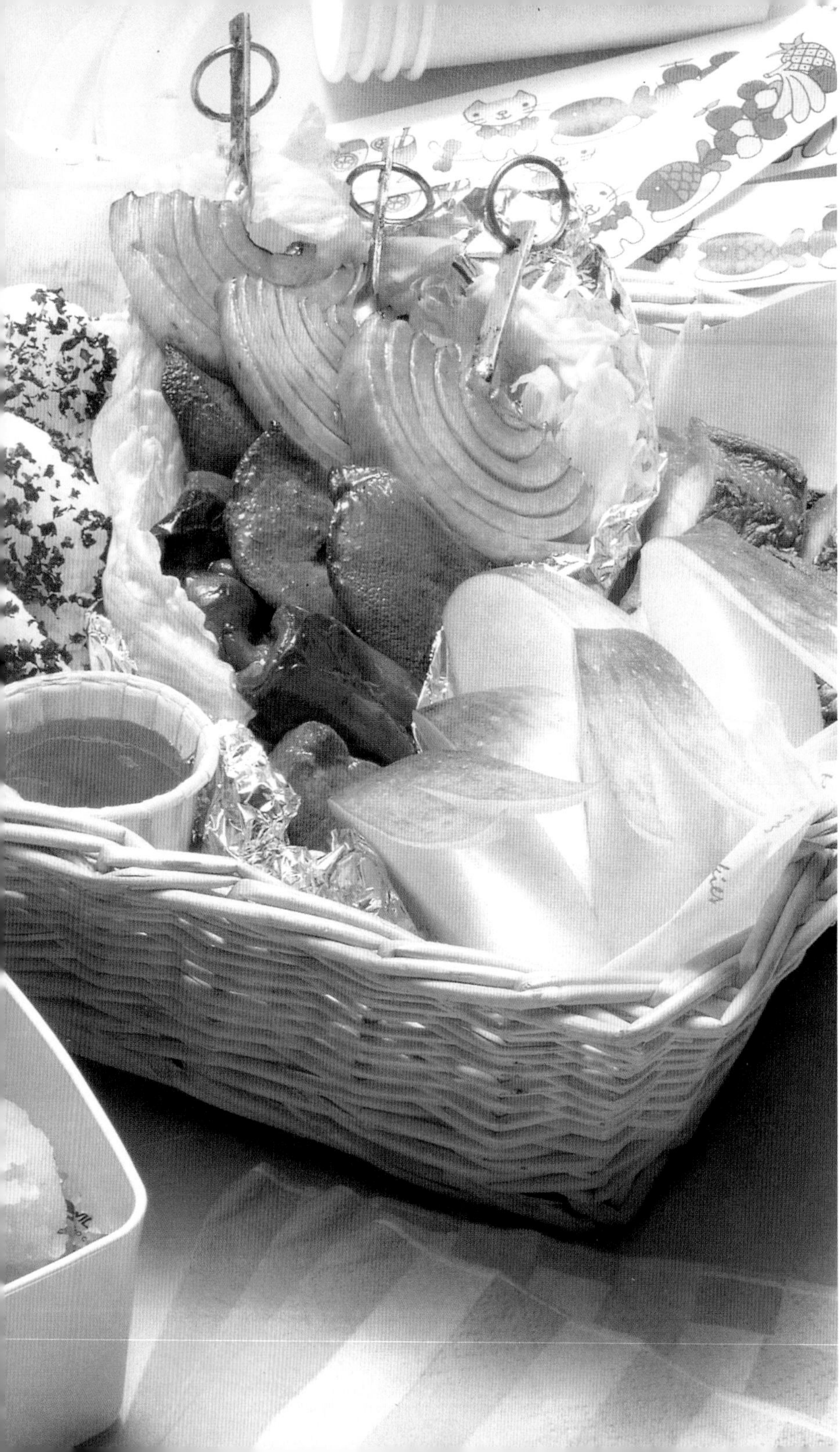

秋天的行樂便當

作法58頁

烤霸魚
肝臟蔬菜串燒
菠菜磯邊卷
甘藷煮檸檬
海帶芽飯糰
兔子蘋果

這是遠足或野餐的便當，因為要消耗體力，所以需要含有豐富蛋白質及適當鹽分的食物。以燒烤的魚或肉為主，加上甘藷料理來代替甜點，可以補充維他命。

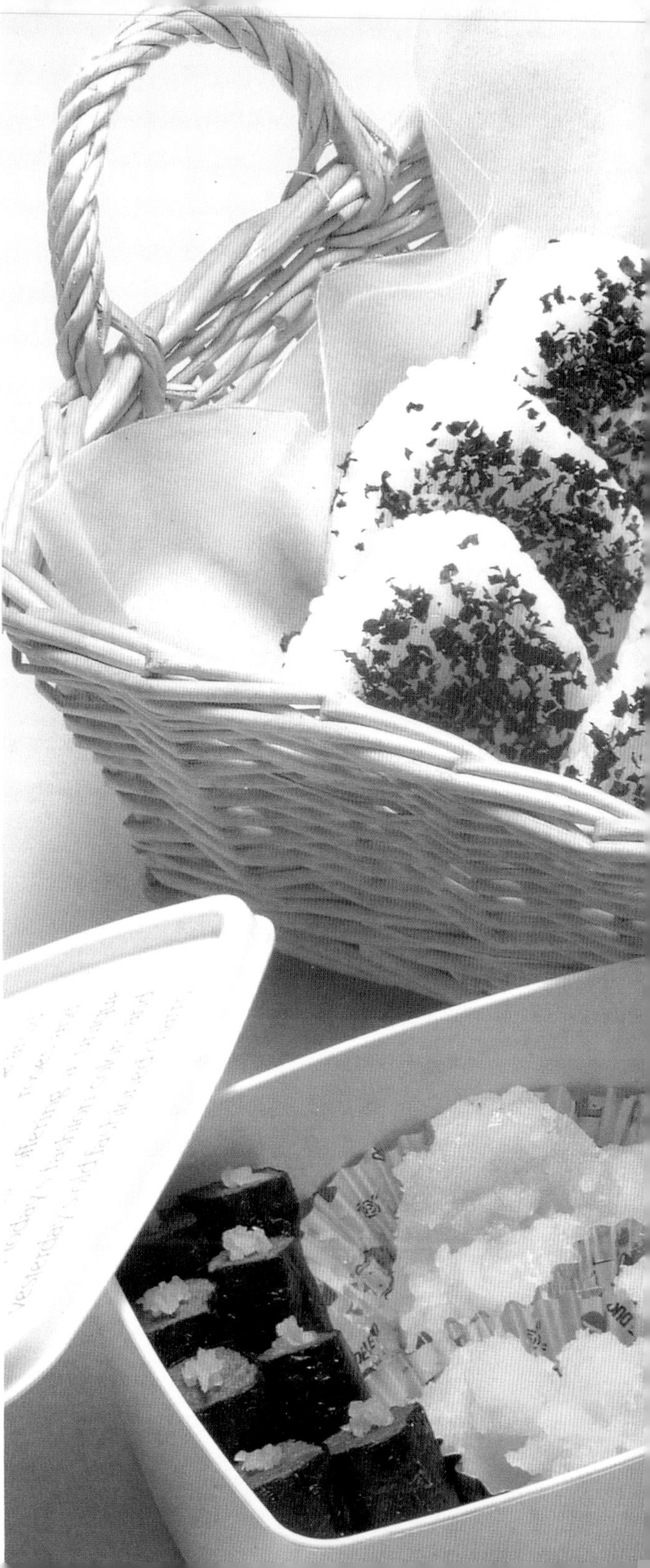

參考56頁

〔烤霸魚〕

將霸魚皮劃上幾刀，撒上鹽擱置二十~三十分鐘，再用鐵絲穿過魚身，遠遠對著大火兩面都烤，並趁熱拔除鐵絲。

〔肝臟蔬菜串燒〕

①用水沖洗肝臟去除血液，再去除脂肪和筋，切成一口的大小撒上鹽和胡椒。

②洋蔥切成厚七~八公釐的圓片再對半切開，青椒去蒂和籽並縱剖開來。

③將①和②交錯串在竹籤上，放在熱的鐵絲網上烤。

④英國辣醬油和番茄醬一起煮，用涮子將調味醬塗在烤好的③上面。

⑤冷卻之後添上萵苣盛在盤子上。

〔菠菜磯邊卷〕

①將菠菜用滾水燙過，再把水分去除。

②全部淋上醬油再擰乾。

③在卷子上鋪上海苔，再放菠菜，然後從一端開始卷起，卷好後拿掉卷子，切成一口的大小再加上薑。

〔甘藷煮檸檬〕

①甘藷削去厚皮，切成圓片，再切成二公分的正方形，並瀝乾水分。

②檸檬去皮切成薄片。

③放入大量的滾水中煮三~四分鐘，然後倒掉多餘的煮汁，直到汁能浸泡到甘藷為止，再加入砂糖及切成薄片的檸檬，直到煮軟為止。

④取出⅓量的甘藷用湯匙搗碎，和剩下的甘藷調拌。

〔海帶芽飯糰〕

①趁飯還是熱的時候，將小梅子放在中間，捏成飯糰。

②用手將乾的海帶芽揉碎，撒在①上。

☆除了海帶芽以外，也可以撒上綠海苔粉或海帶絲。

材料・1人份

烤霸魚

霸魚	1塊（80g）
鹽	¼迷你匙弱（0.2g）

肝臟蔬菜串燒

雞肝	70g
鹽	½迷你匙弱（0.3g）
胡椒	少量
洋蔥	½個（80g）
青椒	2個（60g）
辣醬油	1大匙弱（14g）
番茄醬	¾大匙強（15g）
萵苣	1片（5g）

菠菜磯邊卷

菠菜	70g
醬油	½小匙（3g）
海苔	½片（2g）
紅薑	少量

甘藷煮檸檬

甘藷	170g
砂糖	2大匙強（20g）
檸檬薄片	2～3片

海帶芽飯糰

飯	240g
小梅	3個（9g）
乾海帶芽	8g

兔子蘋果

蘋果	¼個（50g）

材料・1人份

鮭魚蟹三明治

- 吐司麵包（切成8片）---- 20g
- 奶油 ---------------1小匙（4g）
- 芥末 ---------------------------少量
- 煙燻鮭魚 ------------------------6g
- 鬆軟白乾酪----------------------5g
- 荷蘭芹 -------------------------少量
- 蟹（罐頭）--------------------- 15g
- 紅高麗菜 ------------------------2g
- 紅花油 -----------½小匙（2g）
- 醋--------------- ½小匙（2.5g）

三色卷

- 吐司麵包（切成12片）3片（90g
- 奶油--------------1⅓大匙（17g）
- 芥末-----------------------------少量
- Ⓐ
  - 火腿 -----------------------------5g
  - 小黃瓜 --------------------------8g
  - 胡蘿蔔 --------------------------6g
  - 紅花油------ 1½小匙（2g）
  - 醋 ---------1½小匙（2.5g）
- Ⓑ
  - 加工乾酪------------------- 13g
  - 魚肉香腸、青椒 -------- 各5g
- Ⓒ
  - 鳳梨 ------------------------- 14g
  - 櫻桃（罐頭）---1個（3g）
  - 草莓果醬1½小匙弱（3g）

番茄香腸蠟燭沙拉

- 番茄------------------------------ 30g
- 維也納香腸----------- ¼條（2g）
- 加工乾酪、荷蘭芹 -------- 各少量

胡蘿蔔星星湯

- 胡蘿蔔 ----------------------------8g
- 肉湯--------------------------------¾杯
- 鹽、胡椒 ------------------- 各少量

鳳梨甜點

- 鳳梨（新鮮）------------------100g
- 蘋果------------------------------- 30g
- 香蕉------------------------------- 50g
- 草莓------------------------------- 30g
- 砂糖-------------------1小匙（3g）
- 柑香酒 ---------------------- ⅔小匙
- 檸檬汁 --------------------- 1½小匙

紅茶賓治

- 濃紅茶 -------------------2大匙強
- 砂糖-------------1⅔大匙（15g）
- 檸檬汁 ---------------------- ½大匙
- 蘋果------------------------------- 15g
- 蘇打水 --------------------------適量

〔鮭魚蟹三明治〕

①吐司麵包烤過之後，塗抹加入芥末的奶油。

②將①的½量切成六等分，鋪上煙燻鮭魚和鬆軟白乾酪，並用荷蘭芹裝飾。

③高麗菜略煮切絲，用調味醬涼拌，攤在剩下的麵包上，並撒上屑蟹肉切成六塊。

〔三色卷〕

①將⅔量的奶油和芥末混合，做成芥末奶油。

②塗抹芥末奶油在二片吐司麵包上，剩下的奶油塗抹另外一片吐司麵包。

③Ⓐ的胡蘿蔔煮過之後切成薄片，做成花形。小黃瓜和火腿切絲，油和醋調拌後用來調拌這些材料。

④Ⓑ的青椒煮過切成薄圓片，香腸也切成薄圓片，乳酪切成細長條狀。

⑤將鳳梨和櫻桃切成薄片。

⑥一人份要準備三張比麵包大的保鮮膜攤開，排上三個胡蘿蔔，擱置三個塗上芥末奶油的麵包，鋪上小黃瓜和火腿，按照卷壽司的要領來卷，最後將保鮮膜的兩端綁緊。

⑦在另一個保鮮膜上擱置塗上芥末奶油的麵包，放上④的青椒和香腸，再將乳酪放在中間卷起。

⑧剩下的保鮮膜排上⑤，擱置塗上奶油的麵包，再塗上果醬卷起。

〔番茄香腸蠟燭沙拉〕

①將番茄切成一公分的圓片排好。

②香腸切成長二公分的長條，擺在番茄上方，乳酪做成火焰狀擺在香腸上面。

〔胡蘿蔔星星湯〕

①胡蘿蔔切成圓片再切成星形煮過。

②將肉湯加熱，用鹽和胡椒調味放入湯杯中，再加入①。

參考60頁

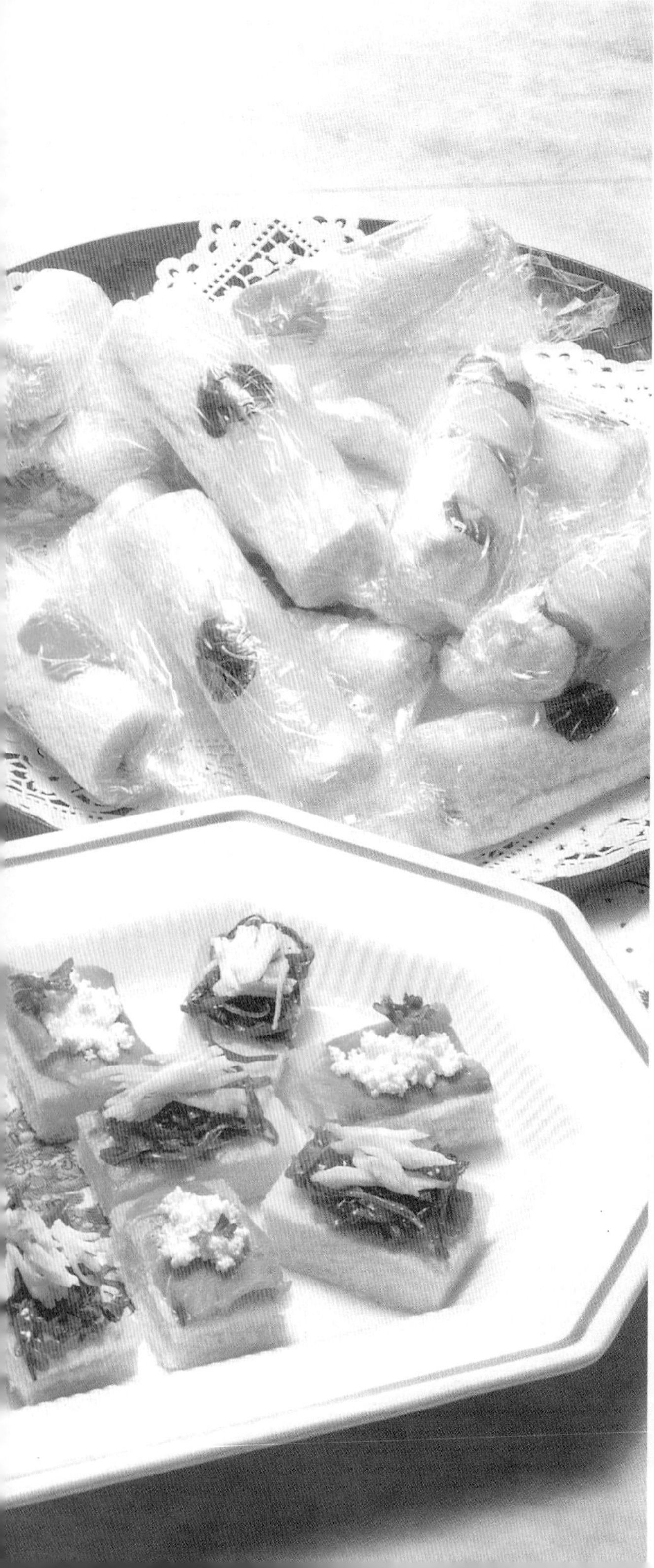

聖誕宴會

鮭魚蟹三明治
三色卷
番茄香腸蠟燭沙拉
胡蘿蔔星星湯
鳳梨甜點
紅茶賓治

作法59頁

這是家人和親朋好友可以一起享受的菜單。三明治使用魚和貝類，而三色卷則使用自己喜歡的火、乳酪、果醬等。用鳳梨代替蛋糕的水果甜點，更能襯托出豪華的氣氛。

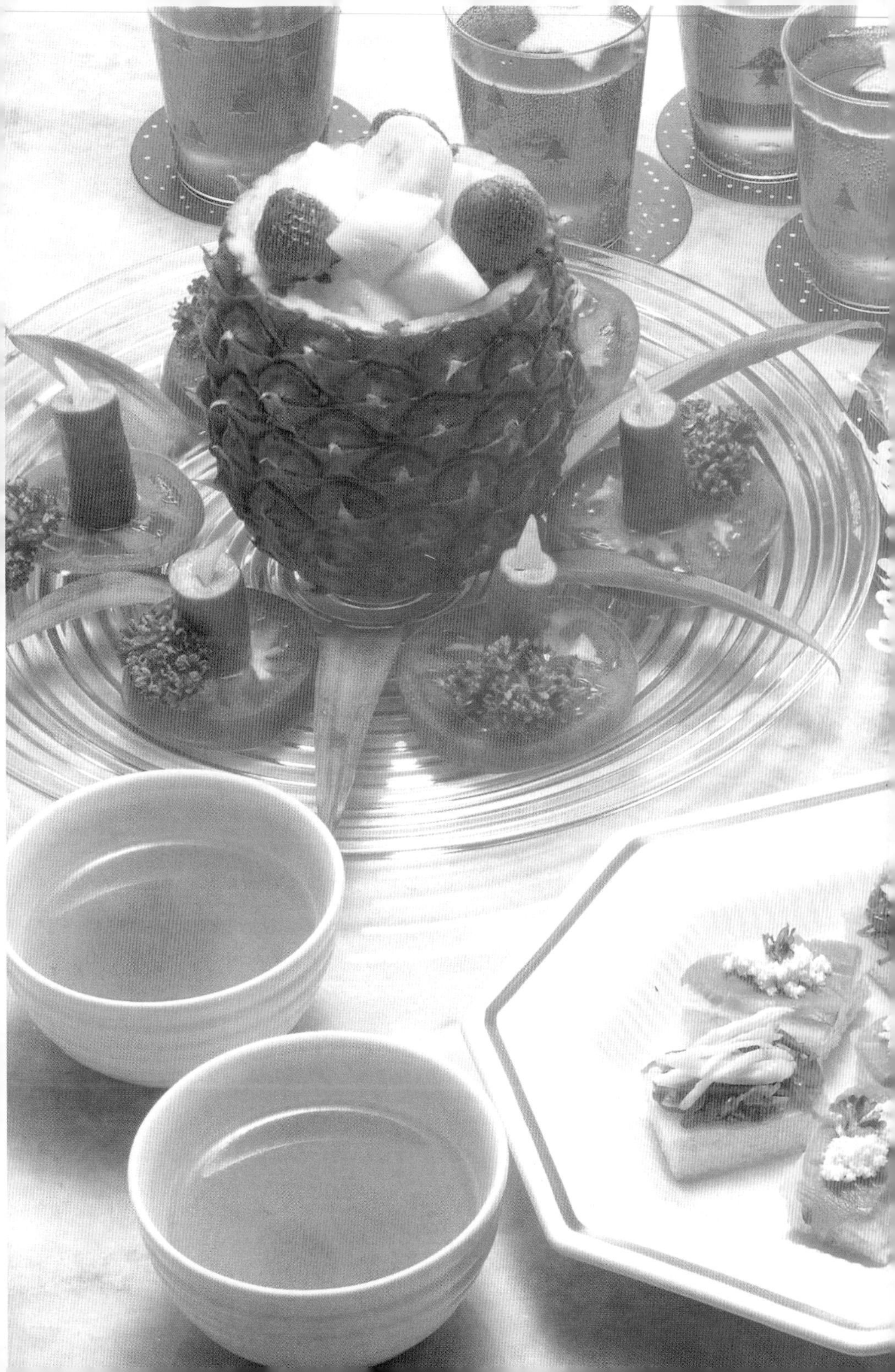

過敏者的飲食

最近，過敏性疾病顯著增加，而且更複雜化，因此很難治癒，令患者苦惱。

經過這三十年來的演變，幼兒期支氣管氣喘約增加十倍，異位性皮膚炎、過敏性鼻炎也不斷增加。

雖然醫學的進步日新月異，但關於過敏的學問目前仍徘徊在迷途中。

到目前為止，我們以一萬位過敏性疾病患者為例，不斷地下工夫研究讓患者們能夠同意使用的治療法。

本書並非是只有困難的過敏學問題，或專門醫師才能實施的精密檢查等，而是外行人也能充分了解且實踐的解說書籍。希望這個「過敏的新解釋法」能夠對讀者有所幫助。

●症例 7　小寬

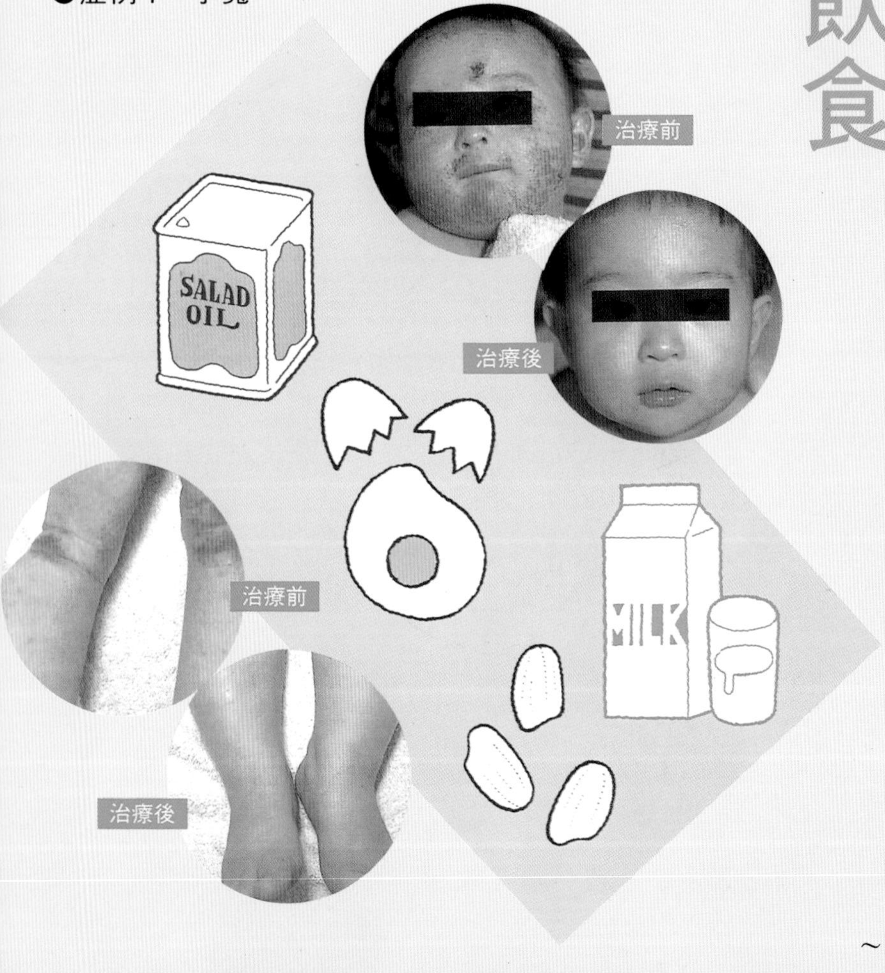

食物過敏的不同說法

關於食物過敏有各種不同的說法，而我們則是做以下的解釋：

(1)過敏反應是出現於身體的飲食生活不適當的警告反應，或是求救信號。

(2)主因在於西化的飲食生活中，每天所攝取的大量植物油、雞蛋、牛乳（＝三大食品）等蛋白質及油脂成分。

也就是說，這四十年來傳統的飲食習慣瓦解，取而代之的是西風化的飲食生活。沒有辦法適應這些急速變化的人，就會出現過敏反應。

(3)飲食生活不適當時，所產生的疾病特徵有以下的情況：

①經過為慢性或反覆性，持續數個月甚至數年以上。

②目前被視為原因不明，大多認為「唉！是體質問題，沒辦法啦」或「長大以後自然就好了」。

③光靠藥物無法解決。

表1　與食物過敏有密切關係的疾病

(1)消化器官系統
反覆性的吐奶(嘔吐)、下痢、發育不良腹痛　週期性嘔吐症　習慣性便秘、下痢
(2)皮膚系統
異位性皮膚炎　慢性蕁麻疹
慢性濕疹　皮膚搔癢症　富貴手
(3)呼吸器官系統
過敏性支氣管炎(類氣喘支氣管炎)
支氣管氣喘　過敏性鼻炎
反覆性扁桃炎　中耳炎
(4)眼
(5)全身性
過敏性緊張、弛緩症候群*
(起立性調節障礙　本態性低血壓症也包含在內)
偏頭痛　夜啼

***過敏性緊張、弛緩症候群**

緊張症狀(異常興奮型)	弛緩症狀(慢性疲勞型)
●無法保持鎮靜不動	●早上起床時很痛苦
●不平靜	●倦怠感，容易疲倦
●焦躁易怒	●無氣力
●喜歡惡作劇	●沒有活力
●不靈活	●起立性昏眩，頭昏眼花
	●暈車

沒有集中力→學業成績退步→(逃學)

與食物過敏有關的疾病

如表1所示，飲食生活不適當時的警告反應，包括消化器官系統、皮膚系統、呼吸器官系統、眼、耳鼻以及全身各處臟器都出現反應。若是輕微的例子，症狀可能只出現在一處，而嚴重的例子，症狀很可能會遍及全身。一般而言，大多是異位性皮膚炎（皮膚系統）與支氣管氣喘、過敏性鼻炎（呼吸器官系統）的合併型。

●（第一群）消化器官系統的煩惱

母親無法分泌乳汁，所以只能使用市售的奶粉，但是卻吐出牛乳、討厭喝牛乳或是下痢的嬰兒經常看見。這是牛乳過敏或牛乳不耐症嬰兒的警告反應。

這時，若重新以母乳餵哺是最適合了，但是，如果真的無法分泌乳汁的話，可以使用特殊的MA－1牛乳，這些症狀會立刻消失，體重也會順利增加。

此外，幼兒或學童反覆出現原因不明的腹痛、少食、消瘦、缺乏活潑、體力的例子也增加。這時要避免油類料

為何和食有效

為何回歸和食就能夠改善這些過敏性的疾病呢？

目前疾病與食物的因果關係，仍有很多未知的部分。從有些食品中已經證明了蛋、牛奶等會直接引起過敏反應。兩者的關係，很難以直線或瞬間、表面的方式來加以掌握。談及飲食生活的影響，當然也可以算是一種長期間的複雜現象。

每天攝取不當的飲食，長年累月下來，就會形成疾病或煩惱。亦即長久持續採取不適合個人體質的西式飲食生活，就會導致保持健康的功能及構造的調節瓦解，無法保有對付過敏、對抗病原體的免疫力等，因而會引起過敏。

理或蛋、牛乳，更換為和食，一週內腹痛就會消失、食慾增加，二～四週內變得活潑、體力恢復，而且體重會漸漸增加。

而消化器官系統的警告反應，是食物過敏中最敏感的一群。但是也可以從日後經常出現的過敏煩惱中，解除某一程度的煩惱。可是，發育期若缺乏所需要的營養，體重不會增加，會因為發育不良或消瘦、體力較弱而感到煩惱。

●（第二群）皮膚系統的煩惱

不適當的食物經由消化管，在未處理的情況下被吸收，就會成為抗原，經血液運送到全身的皮膚。這時，血液循環良好的場所就會出現狀況。也就是說，頭部（脂漏性濕疹）、顏面、耳殼（顏面濕疹、嬰兒濕疹）、脖子、頸部及胸腹部、背部……四肢等，隨著時間的經過，從上半身到下半身都會出現濕疹蔓延的現象。

當這種程度加重而且範圍較廣泛時，便將其命名為異位性皮膚炎。

到這個地步還是屬於皮膚科的範圍，醫生會說：「原因不清楚，等大了之後自然就會痊癒，不用擔心，只要很有耐性持續塗藥就可以了。」但是，如果仔細觀察就會發現，症狀會因為飲食內容的變化而加重或減輕。因此，藉著飲食生活的改善，就能解決大部分的皮膚炎。

除了上述的幾種以外，與飲食有密切關係的皮膚病，還包括慢性蕁麻疹等多數。

●（第三群）呼吸器官系統的煩惱

關於呼吸器官系統的煩惱，最具有代表性的就是支氣管氣喘。我們分析約五一一個患者的主要原因如下：

首先，在嬰幼兒時期，大部分與食物有關。主要食物指西式的蛋、植物油和牛乳，隨著年齡的增加，多了與家塵（屋內的灰塵）有關，到了五歲時，食物及家塵的影響陸續出現，過了七歲後，兩者的關係逆轉，變成以家塵佔優勢。

要評估這些，不僅要檢討主因，也要合併治療效果。

過敏性支氣管炎可算是氣喘的前一階段，會反覆出現夜間咳嗽以及喘鳴的狀態。此外。氣喘和支氣管炎都包括在過敏性支氣管炎中。

過敏性鼻炎也是經常可見的症狀。我們認為過敏性鼻炎的主因和對策，與支氣管氣是共通的，也同樣都能得到好結果。

這是因為氣道（空氣的通道）的淺處是鼻子，而深處則是支氣管。根據事實就能推測，大部分的氣喘兒都會合併過敏性鼻炎。

以食物為主因所引起的鼻炎，特徵就是伴隨著擤鼻涕、經常流鼻血、搓鼻子等習慣。

最近，反覆出現扁桃腺炎或中耳炎，經常到醫院看門診的兒童，雖不能算是過敏性，但如果除去蛋和植物油，那麼，罹患次數便會銳減。

●（第四群）與眼睛有關的煩惱

具代表性的就是過敏性結膜炎。眼球或結膜會發癢而經常揉眼睛，或有眼屎、怕光、眼白發黃等為主要症狀。主要原因是植物油。有效的例子，就是去除植物油的攝取，一～二週內眼睛發癢的症狀就會消失，而且習慣揉眼的動作也消失了。

當然還有其他的原因，如果無效的話，就要和專門醫師商量了。

●（第五群）全身性的煩惱

為各位介紹警告反應出現在全身的症狀。

這一群的病名為過敏性緊張、弛緩症候群，如果以簡單明瞭的較輕微的例子為各位說明的話，大致可分為「慢性疲勞型」與「異常興奮型」。

「慢性疲勞型」就是早上起床會覺得很難過，容易疲倦、沒有活力、無氣力、起立性昏眩、頭昏眼花等症狀會出現。過了十歲以後，會出現起立性調節障礙的毛病。這與植物油攝取過多有密切的關係，只要去除油類，二～四週內就能解決大部分的問題。

另外一種「異常興奮型」，是很焦躁、沒有辦法靜坐下來、容易生氣、別人說話也不聽、很難教育、具有反抗性。以幼兒期較多見。

如果在兒童期以後，這兩型持續存在的話，就會造成缺乏集中力，而使學業成績退步。

但是這些多樣化的煩惱，在恢復為和食的一個月後，就會消失一大部分，早上起床時神清氣爽、產生食慾、而且恢復元氣的例子非常多，到了下學期，集中力就會恢復，學業成績提升，身為小兒科醫師，聽到這些報告也感到非常高興。

以上為各位說明的，就是由於飲食生活不適當而產生的警告反應，這些較多見的煩惱共分為五群。不過這些煩惱大都是二群以上一起出現，很少單獨一群出現。

例如：

異位性皮膚炎與支氣管氣喘

異位性皮膚炎與過敏性鼻炎

異位性皮膚炎與慢性疲勞症
支氣管氣喘與消化器官症狀
等等的組合經常出現。更為複雜的就是五群全部都出現，每天都要去看專門醫師，真是令人同情的患者。

擁有兩種以上的煩惱，原因可能就在於飲食生活。

但是，像第五群的煩惱——慢性疲勞感、起立性調節障礙症、不定愁訴群等，即使進行精密檢查，也無法證明原因在於飲食生活。此外，即使使用藥物也無效，這時，醫師可能會說原因不明或心因性所造成的，因此，問題也沒解決而放任不管，最後就會罹患身心症或拒絕上學。因為這些煩惱而受診的國中、小學生

表 2　症例(1)

有〇江〇子　(國一女生)

〈煩惱〉腹痛、嘔吐、食慾不振
頭痛、站不穩

〈經過〉6 個月前就經常頭痛，早上起不了床，持續容易疲倦的狀態。

1 個月前開始出現腹痛，2 週前開始反覆嘔吐，陷入食慾不振的狀態中而接受診治。

〈檢查〉　沒有特殊異常

〈飲食調查〉　1 週的攝取次數
・植物油 21 次・蛋 20 次・牛奶 0 次

〈對策〉恢復為和食，去除蛋、油

〈效果〉2 週後，腹痛、嘔吐、頭痛去除，出現食慾。

4 週後，不再出現疲倦、早上懶床不起的情形，恢復元氣。

※「腹痛、嘔吐」型

表 3　症例(2)

小〇成〇　(國一男生)

〈煩惱〉　頭痛、四肢無力、倦怠、腹痛

〈經過〉　1 個月前枕部開始出現跳痛、站不穩、腹痛。同時也容易疲倦，早上起床時感覺痛苦，出現食慾不振等的現象，缺課二週。

〈檢查〉　腦外科檢查無異常
一般血液檢查、肝功能、檢查：無異常
膽固醇 202mg／dl ↑

〈飲食調查〉　1 週內
・植物油 28 次・蛋 7 次・牛奶 0 次

〈對策〉恢復和食，去除蛋、油

〈效果〉數日沒頭痛、站不穩、腹痛消失，展現活力。

3 週後，不再出現疲勞感，早上起床時神清氣爽，能夠很有元氣地去上學。

※「頭痛・站立不穩」型

不斷地增加中。

為各位介紹典型的三個例子：

症例1「腹痛、嘔吐」型。（表2）

症例2「頭痛、站立不穩」型。（表3）

症例3「逃學」型。（表4）

當然，我不能斷言只要回歸和食，就能解決這五群的煩惱。例如，氣道過敏的主因，除了食物外，也和家塵有關。必須考慮到這一型的特殊性，除了飲食以外，也要採取其他的對策。

●（第六群）肥胖、成人病

到目前為止，為各位敘述的是飲食生活不適當而引起的疾病

表4　症例(3-1)

水○愛○　(小學6年級女生)(1)

〈煩惱〉 經常腹痛、早退。

〈經過〉

6 個月前：經常腹痛，每週早退。症狀逐漸惡化，從 1 個月前開始，因為每天腹痛而早退。腹痛在 1～2 個小時內會消失，有噁心感。

此外，每週出現下痢、食慾不振的情形，為消瘦型(－13%)，早上起床時覺得痛苦，容易疲倦，有扁桃炎6次／年。

〈檢查〉 各種檢查都在正常範圍內

〈飲食調查〉 1 週內

・植物油	19 次	・蛋	10 次
油料理	11 次	蛋料理	5 次
人造奶油	6 次	蛋黃醬	4 次
零嘴	2 次	蛋糕	1 次

表5　症例(3-2)

水○愛○　(小學6年級女生)(2)

〈對策〉 利用和食去除蛋、油

〈效果〉

2 週後，腹痛明顯地得到改善(2 次／週)，遲到、早退的現象也減少為 3 次。早上起床時神清氣爽，疲勞消除。

6 週後，腹痛消失，能夠很有元氣地去上學。

※「逃學」型

中的過敏性疾病。

但是，因突然改變為西式的飲食生活，而使近年來顯著增加的疾病，包括心臟病、動脈硬化、肥胖、糖尿病等成人病。

四十年來飲食生活的變化與疾病的演變

在此，從日本厚生省的資料，來概略觀察這四十年來飲食生活的變化，以及疾病的演變。請看圖1。

首先，請看下段飲食生活的變化。將每位國民每一天的攝取量加以比較，如果西元一九五五年為一的話，到了西元一九九〇年，植物油增加四倍、蛋增加三・七倍、牛乳增加九倍。另一方面，請看上段同一期間的疾病演變，心臟病增加五・一倍，糖尿病增加二十七倍。即使以往被視為與飲食生活無關的支氣管氣喘，也增加了六・七倍。

日本的飲食生活在戰後急速西式化，相信各位也能了解到我們的疾病是歐美化所帶來的。以往被視為原因不明的支氣管氣喘，事實上也是這一類的疾病之一。

遺憾的是，異位性皮膚炎或過敏性鼻炎的相關資料尚未發現（因為以前未受重視）。可是實際上，皮膚炎增加了數十倍，而鼻炎也增加了十幾倍。

因飲食生活不適當而罹患過敏性疾病，與罹患成人病者，到底有何不同？當然目前想找出答案是不可能的。不過我們有以下的推測：「飲食生活不適當時，罹患過敏性疾病的人，因為體質敏感，在短期間內就會發出警告反應。而罹患成人病的人，缺乏警告反應，因此經過長久的歲月，疾病已進行到某種程度後才發現。」這就是我們的解釋。

其證明就是治療成人病的主要方式為食物療法，事實上藉著「回歸和食」而得到解決的案例非常多。

如果要形容兩者之間的不同，那麼過敏反應就好像點燃的火花般，而成人病就像噴出的火花一樣。也就是說，後者的爆發力較大、較顯著，與生命的危險有表裡一致的關係。

若詳細調查患者的家族病歷，就知道除了患者之外，家人中罹患嚴重過敏疾病或成人病的人也不少。因此，必須指導全家人實踐這「回歸傳統食」的飲食生活。藉著配合患者的飲食，會使全家人的過敏疾病都減輕，母親也日漸苗條，父親的高膽固醇血症、肝病及血壓也逐漸好轉，全家人都恢復健康。

圖 1　疾病別受診率的演變

—厚生省患者調查資料—

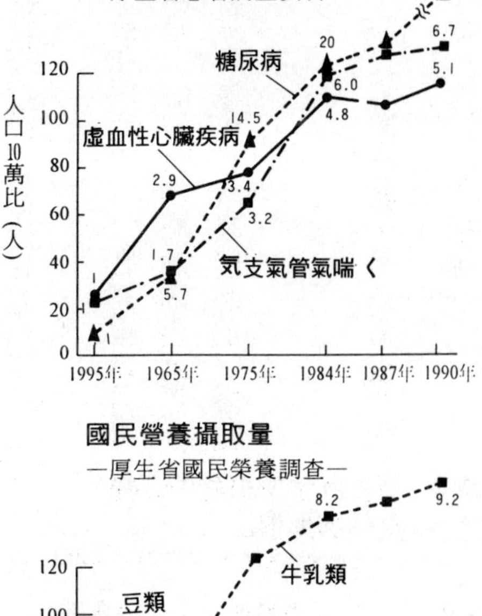

國民營養攝取量

—厚生省國民榮養調查—

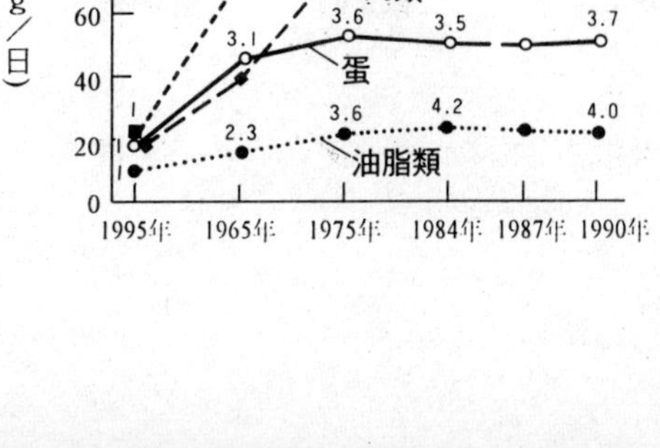

飲食生活不適當所出現之三種型態的警告反應

不能用以往狹隘的淺見來看飲食生活不適當時的警告反應，而要擴大視野來觀察。在此列舉三種讓各位容易了解的形態。如圖2所示，分為淺層群、中間層群、深層群等三群。

1「淺層群」的疾病

位置在表面或淺層，在瞬間或幾小時，幾天內出現。

・吃蝦子立刻出現蕁麻疹。
・吃蛋後幾小時或幾天，出現濕疹或氣喘發作現象。

這就是一般所說的明顯型，屬於純粹的過敏反應，比較容易了解。

2「中間層群」的疾病

中間層群位於淺層和深層之間，會在短期內（以數週或數月為單位）出現，構造並不單純，所以很難了解與食物間的因果關係。在先前所敘述的一～五群，大都屬於這一些，也就是所謂的「隱藏型」。

3「深層群」的疾病

在較深層的位置，且花上數十年的長時間蘊釀，是非常複雜的構造。以成人病為代表。

圖2　不當飲食所引起的3種疾病的形態

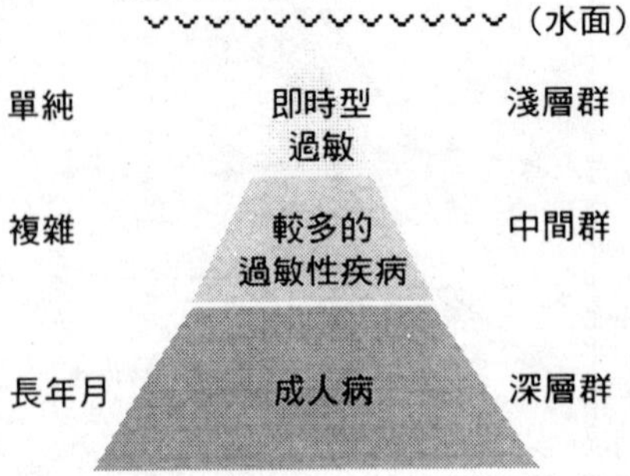

營養與食物過敏

兒童成長期的食物，若去除了牛奶和蛋，要用什麼當成營養的來源呢？也許會讓很多母親感到迷惑。

牛乳和蛋被現代營養學視為組成氨基酸最理想且不可或的蛋白質來源。戰後兒童的體格拜蛋和牛乳之賜，顯著地提升，當然我們要給予其功績正面的評價。但是，牛乳和蛋不見得對所有人都有幫助。即使牛乳和蛋是好的蛋白質來源，但對攝取的人而言，氨基酸必須完全分解才能成為營養源。引起過敏的原因，是未被分解掉的蛋白質中間代謝產物（是由一百到二百個氨基酸結合而成的多肽）。

也就是說，若患者攝取超過處理能力以上的牛乳或蛋時，不但不能發揮營養物的作用，反而會罹患疾病。

「處理食物的能力因人而異，因此各人的飲食習慣也不同」的想法，是現代營養學所欠缺的。觀察陷入食物過敏患者的嗜好，會發現他們大都不喜歡牛乳、油物或蛋的任何一種。這可解釋為一種防衛反應。像重症患者食慾較差，而且屬於消瘦型。

這一型的患者要利用魚、貝類或豆類為主，來攝取蛋白質，同時要更換為日式調理法，如此一來，會立刻充滿食慾，而且恢復活力，過敏性疾病減輕，體重增加、恢復健康。即使是身為外行人的母親，也知道患者究竟適合哪一種飲食生活。

以下為各位介紹實際的症例：

症例4 小新出生後五個月（圖3）

〈煩惱〉異位性皮膚炎、下痢、體重不會增加、不高興的啼哭。

〈經過〉出生二個月開始出現脂漏性濕疹、臉部的濕潤性濕疹，後來軀幹部和四肢出現皮疹，不斷地看見潮濕的濕疹有汁和血。而且因為強烈的發癢，會終日焦躁、很不高興的啼哭，連夜晚也會哭，讓父母感覺育兒非常困難。

而且，一天大概會下痢四～五次，發育不良。要用母乳供給營養。

〈皮疹的特徵〉重症

頭、顏面、軀幹部、肘膝廣泛出現像米般的濕潤型濕疹。會用雙手抓身體各處。

〈檢查〉IgE四千單位、拉斯特點（牛乳4、蛋4、米3、小麥3、大豆4、大麥3）。

〈母親的飲食調查〉一週內攝取的次數。

〈對策〉由於是用母乳供給營養，因此母親要除去過敏的食物。完全除去三大食品和米（第四階段）。

授乳中、妊娠中	
植物油	24次
蛋	7次
牛乳	100ml×7次
飯	6碗×7次
糯米類	5次

所以蛋白質的來源是魚、貝類、豆類，以芋類為主食，同時要攝取豐富的蔬菜、海藻類。

患者出生後六個月開始吃斷奶食品。必須去除豆類，和母親一樣除去過敏的食物。此外，下痢的對策，則是適當使用乳糖分解酵素。而且在出生後九個月大時，開始使用漢方。

過敏體質的優點

以往，過敏體質被視為是一種虛弱體質，一直強調其弊端，但是果真沒有優點可言嗎？

過敏體質的人，多半能夠在最敏感的淺層部到中間層部儘早察覺不適當的食物而加以去除，藉此就能夠遏止疾病的進行，甚至能夠預防以後複雜的難治疾病。

因此，健康長生型到底是屬於淺層部和深層部的哪一種體質呢？

環境急速變化時，不能夠加以適應的現象（適應障礙），最早會出現在處於立場最弱的兒童身上。

亦即飲食生活的急速歐美化，使得脆弱的兒童之間多發過敏性疾病。這種狀態持續下去，很多國人或多或少會陷入飲食不當的煩惱中。

因此，過敏的原因不在於過敏體質，而在於飲食生活的急速變化。

在此，我認為應該要開發出適合國人體質的營養學。

應該要重新評估祖先留下珍貴的遺產，亦即傳統的飲食。我認為過敏體質給予我們這一方面的啟示。

圖3　症例4　小新　5個月大・男（餵予母乳）完全除去「三大食品・米」

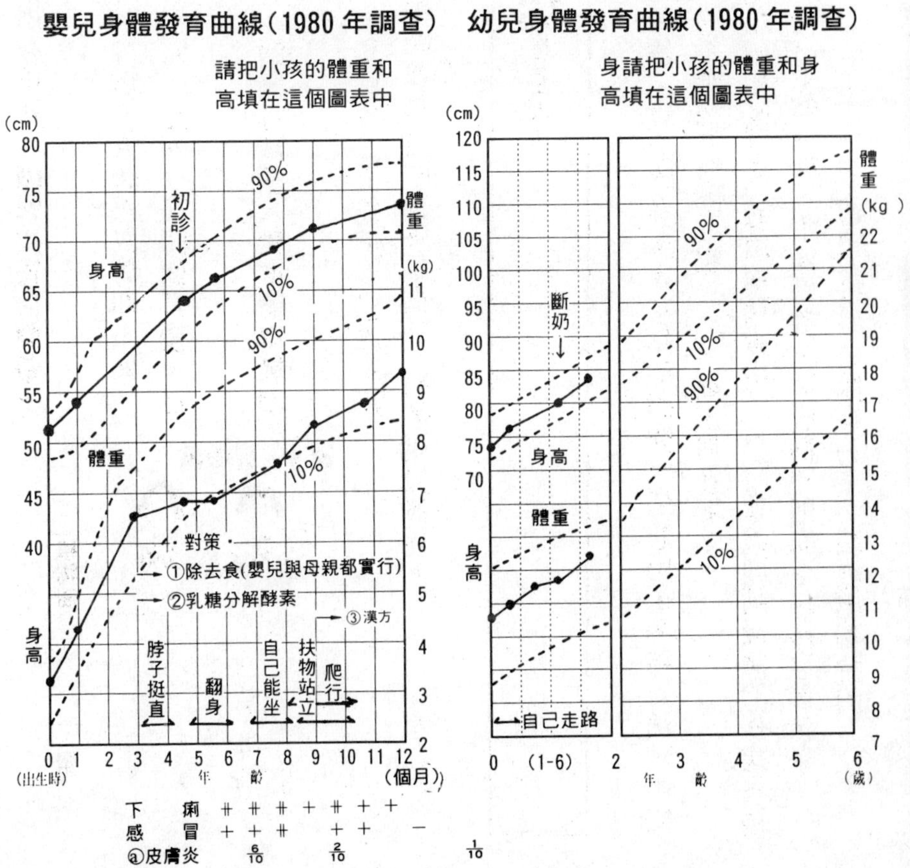

至於皮膚炎的對策，就是適當併用外用藥（副腎皮質荷爾蒙）和止癢劑。

〈效果〉如圖所示，在除去食一個月後，皮膚炎改善四十％，四個月後改善八十％，一年後改善九十％。此外，在四個月後，日常生活上的煩惱都消失了。

體重從斷奶後一個月內開始增加，四個月後進入標準體重範圍內，一歲時達到標準體重。

同時，過了一歲以後，習慣性下痢和反覆性上氣道炎已經不再出現，而逐漸健康地成長。當然在精神與運動方面也發育良好，與健康兒無異。

圖4　皮疹圖

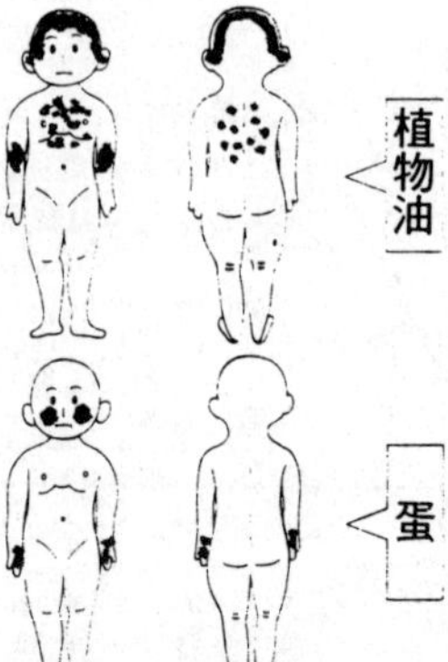

主因三大食品的發現法 搜查犯人法

為了要找出成為過敏原因食物的方法，經由許多專家常年的研究，便想出了各種方法，不過，即使用這些進步的檢查法，還是無法正確掌握原因（犯人）。理由何在呢？

目前一般實用化的各種皮膚反應，例如圖2的過敏疾病當中，只對從表面到淺層的疾病（淺層群）能發揮感知力。但是，對於在其以下的層面（中間層群、深層群）則完全無法發揮效果。

因此，我們跳脫出以往的檢查法，站在大局的立場，以臨床觀察為主，開發出獨特的方法。

（先前所敘述的食物過敏是伏筆，因此希望各位再看一次）為各位介紹以下的三種方法：

(1)每天的飲食調查。
(2)原因食品與皮疹的特徵像（皮疹圖）。
(3)原因食品與關係密切的疾病特徵像。

食物調查（表6）

主要與西式的三大食品有關，調查是否每天連續攝取。

(1)植物油

被害較大者是油類料理（油炸食品、義大利麵料理、各種炒菜等）、人造奶油、調味醬、零嘴（蝦餅、洋芋片）等。

合計這些的攝取次數，如果一週在七次以上，則可推測為原因食品。現在日本不論都市或農村的飲食生活，一週攝取次數高達二十～三十次，令人感到驚訝。

(2)雞蛋

危害較大者是蛋類料理（煎荷包蛋、煎蛋捲、茶碗蒸等）蛋黃醬、蛋糕、冰淇淋類。

若一週攝取七次以上的話，就可推測其為原因食品。現在一般家庭一週攝取次數超過十～十五次。很明顯地已攝取過多了（有人說，成年女性一週攝取一個為適量）。

表6　飲食調查

以下的食品1週到底吃幾次？

1.植物油	油料理(油炸食品、炒菜)	次
	人造奶油	次
	調味醬	次
	零嘴(洋芋片等)	次
2.蛋	蛋料理(煎蛋、荷包蛋、煮蛋等)	次
	蛋黃醬	次
	使用新鮮蛋的蛋糕類	次
3.牛奶	鮮奶[1日(　)ml]　週	次
	酸乳酪・乳酸菌飲料	次

此外，有人認為魚卵和雞蛋是同類，因此要避免，其實兩者並無關係，大可以安心攝取。

(3)牛乳

危害較大者是鮮奶、酸乳酪、乳酸菌飲料等。如果調查出一週攝取七次以上，就可以推測為原因食品。如果是牛乳的話，若與自己的體質不合，就會出現排斥反應，應該要避免。

三大食品與皮疹的特徵像（圖4）

分析多數異位性皮膚炎患者的皮疹像，了解各食品所形成的皮膚特徵。了解以後，即使是患者的母親也可以推測出皮膚疾病的原因食品（找尋犯人）。遺憾的是，這個方法除了第二群的皮膚疾病以外，其他疾病無法利用。

(1)植物油（圖片1）

嬰兒出生一個月後，脂漏性濕疹開始出現於頭部、額頭、顏面、耳殼周圍。然後逐漸下降在頸部、胸部、背部出現強烈發癢、紅色顆粒的症狀。初期並不明顯，但在泡澡以後會出現明顯的紅色顆粒。會再繼續下降，連手肘和膝的內側（屈側部）也有發

照片1 植物油引起的皮疹

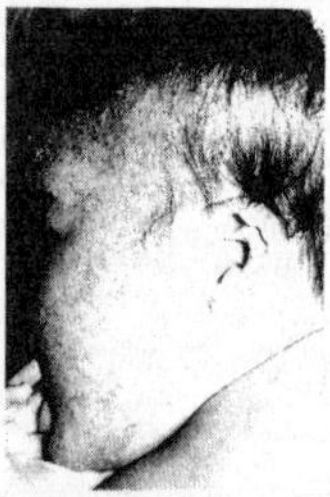

脂漏性濕疹（3個月大）

有髮頭部、額、耳廓周圍出現黃紅色、落屑性紅斑，形成潮紅局面。

耳裂（9個月大）

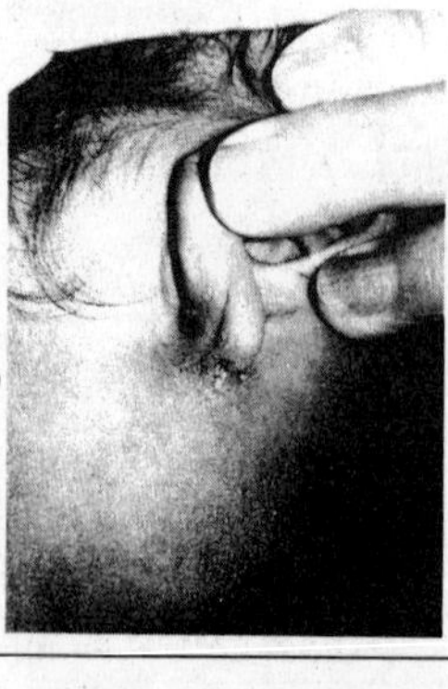

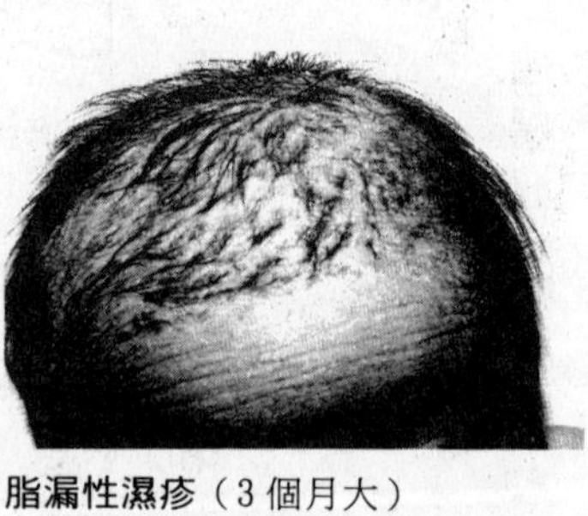

脂漏性濕疹（3個月大）

頭部出現灰白色鱗屑或痂皮

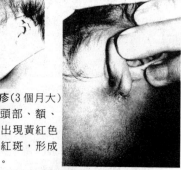

癢、發紅的現象。

其次到幼兒期以後，皮疹乾燥、皮膚炎範圍縮小、出現耳裂（耳下緣斷裂出血）、手肘、膝的皮膚炎現象。軀幹部雖沒有皮疹，卻在夜晚會癢到無法成眠。

成人期以後出現皮屑症、慢性蕁麻疹、皮膚搔癢症等常年煩惱型。

(2)蛋（圖片2）

蛋所引起的皮疹非常特殊，比較容易掌握。

在嬰兒期時，頰部以及手腕、腳、脖子以下的末端部容易出現症狀。以前被認為是「乳疹」，但乾燥以後，看起來像蘋果一樣發紅。

此外，手足的關節型，會隨著年齡的增加而移到末端，在手掌（進行性指掌角皮症、主婦手的濕疹）、足底部會引起頑固的濕疹。

(3)牛乳

為「乾燥型」，不會發癢是其特徵。在腹部和靠近腰部外側處呈現灰色。不過不能說完全是牛乳所造成的損害，因此，大都不會除去牛乳。

可是，皮疹圖顯示出比較明顯

照片2 蛋引起的皮疹

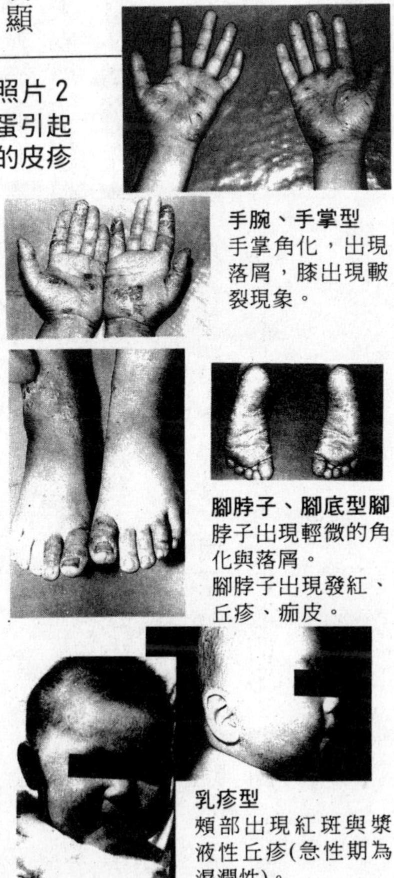

手腕、手掌型
手掌角化，出現落屑，膝出現皸裂現象。

腳脖子、腳底型
腳脖子出現輕微的角化與落屑。
腳脖子出現發紅、丘疹、痂皮。

乳疹型
頰部出現紅斑與漿液性丘疹(急性期為濕潤性)。

的特徵像，所以，還是要慎重地進行臨床觀察，充分注意。

食物與皮疹的關係，就是當未處理的食物經由消化管吸收，隨血液運送到達血液循環良好的頭部、顏面、頸部、胸腹部、上肢，然後到下半身，會依序出現皮疹。如果採用除去食的話，皮疹便會依同樣的順序消退。

再整體為各位敘述一下皮疹像。植物油容易出現在頭部、耳殼及其周圍、頸部、軀幹部全區（到達陰部為止）、四肢的第二關節（肘、膝）。蛋則容易出現於頰部、四肢的第一關節（手腕、腳、脖子）以下。

牛乳的損害較少，植物油的損害較大。

會造成損害的食品種類，依患者的不同而各異。輕症者會出現一種損害情形，而重症者可能多達二～三種。一般而言，所有患者都會出現植物油和蛋的複合損害情況。因此，如果要除去的話，必須兩者同時除去，否則無效。

此外，不能說異位性皮膚炎全由這三大食品所造成。有許多其他食品也有關連。三大食品是引起最初損害的主要原因，因此在謀求對策時，首先便要除去三大食品，經過二～四週的時間，一定會發生劇烈的變化。

當然，如果過了一個月，仍未出現大變化時，就要擬定才二次的作戰計畫。一般而言，第四個犯人是「米」。稍後為各位詳細敘述與米有關的許多困難問題。

三大食品所引起的疾病和煩惱的特徵像（圖5）

其次看圖5來探討除了皮膚炎以外，三大食品還會引起那些疾病和煩惱。依照年齡的演變加以探討。

如果能熟知這些資料，就能知道可能是患者對於某些食品的處理能力較弱，或是吃的過多。若全家人進行調查，就可得知共通的煩惱，因此，全家人恢復和食時，也要採用統一的菜單，效果極大。

(1)植物油

它所造成的損害非常大，不只是在皮膚系統、呼吸器官粘膜、眼結膜引起非常頑固的過敏反應，甚至會造成消化器官系統及全身性的多種煩惱。

首先是皮膚系統，除了異位性皮膚炎以外，還有脂漏性濕疹、嬰兒濕疹、慢性蕁麻疹、皮膚搔癢症、皮屑症等。

其次是粘膜系統，會出現頑固的發癢現象，還有過敏性結膜炎、鼻粘膜濕疹（摩擦鼻子、反覆流鼻血等）、以及陰囊部的發癢等煩惱。

圖5　三大食品與疾病的特徵像　（1985年 永田）

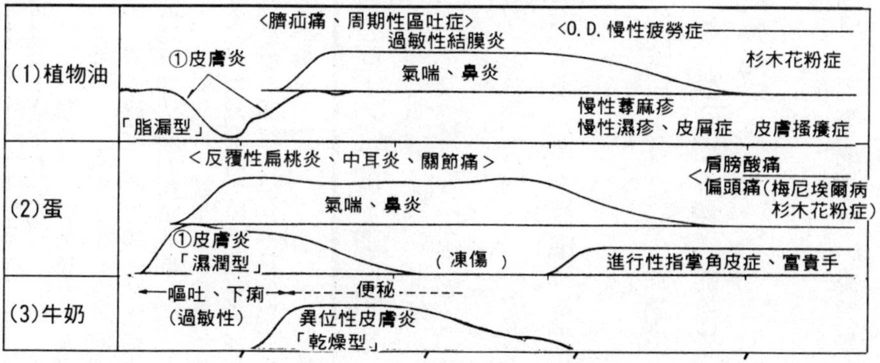

而在呼吸器官系統方面，會出現支氣管氣喘、氣喘樣支氣管炎、過敏性鼻炎等症狀。

消化器官系統方面，在早上會感覺噁心、反覆下痢、腹痛（經常出現反覆性臍疝痛）、食慾不振等現象，而全身性方面，則會引起起立性調節障礙、慢性疲勞症等。雙親之一可能會有早上起床時覺得很難過、容易疲倦、氣力減退的現象。

(2)蛋

皮膚系統方面，有異位性皮膚炎（頰部的「濕潤型」，手腕、腳、脖子的「關節型」現象。而在學童期時，則引起足底部皮膚炎、青春期的進行性指掌角皮症、主婦的手濕疹等。此外，「凍傷」也會惡化。

在呼吸器官系統方面，會成為支氣管氣喘、過敏性鼻炎的主要原因。其他方面（一般沒有察覺）則是因為蛋攝取過多，導致免疫機能減退，成為反覆性扁桃炎及中耳炎、滲出性中耳炎拖得太多的原因。只要除去蛋系統，就能使發燒次數和罹患次數銳減。

另外還會導致各部的關節痛。一般稱為成長痛的膝關節痛或成人的腰痛、背骨痛、腱鞘炎、神經痛等，都與此有密切關係。而患者的父母，也經常會出現肩膀酸痛、偏頭痛（極端的例子是梅尼埃爾病）等煩惱。對患者實施食物療法，一個月內就會產生很好的效果。

(3)牛乳

不適合牛乳的人會產生敏感反應，因此會以喝不下、喝了以後也會吐出來或下痢（不只是嬰

不定愁訴症候

「身體倦怠、容易疲倦、頭痛、全身無力、腹痛、噁心、沒有食慾、關節痛等」的煩惱，並不是由於器質性的疾病所造成的。

一般而言，被稱為自律神經失調症或精神疾病，雖然輾轉更換醫院治療，卻往往因為不見效果而放棄治療。

拉斯特法

在這些過敏檢查當中，我們所利用的唯一檢查法，就是這個拉斯特法。

一般而言，引起過敏的物質（過敏原＝抗原），會對活體造成不利影響，這就稱為感作

拉斯特法，是使用患者的血清調查感作度（＝被害度）的方法。但是這個拉斯特法，只能夠檢出食物過敏原的蛋白成分。而我們在臨床上忽略的植物油，很遺憾的是，利用這個檢查也無法檢出。不過，長年來令患者感到苦惱的過敏疾病，大部分都與植物油有關，這種說法絕不誇張。為了解決這個難題，又開發出前述的（1）～（3）的新方法。

拉斯特法的結果從0點～4點（或是6點），以點數來表示。一般而言，2點以上視為陽性。

不過，即使是0點或1點，也有很多的原因食品。因此，如果符合前述（1）～（3）的條件，就必須要推測原因食品，嘗試除去食療法，如果二週內見效，就可以確認了。

拉斯特法並不是感度很好的檢查，即使是0點或陰性，也不表示截然無關。

利用拉斯特法，偶爾也會發現蛋或牛奶3點以上的嬰幼兒，不小心攝取蛋和牛奶，卻立刻陷入休克狀態，危及生命的情形。像這種例子切勿自行判定、嘗試誘發試驗或投與，一定要受專門醫生的指導。

基於以上的理由，如果了解原因食品，則不要太看重拉斯特法。不過，拉斯特法是非常寶貴的檢查，除了上述的情形之外，可以廣泛應用於重症度的判斷、推算除去食期間以及判斷治療效果等。

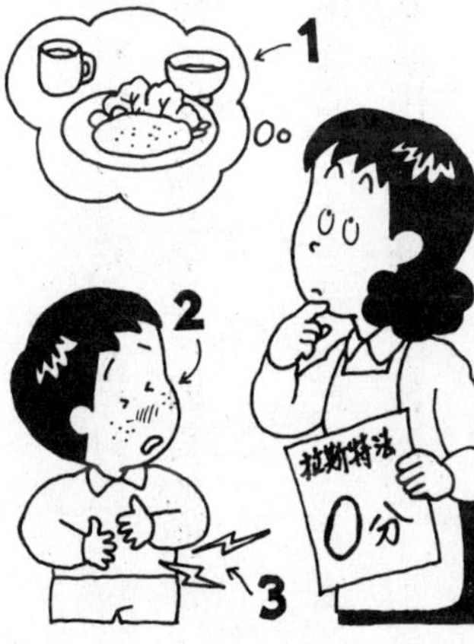

兒，連成人也常見）等症狀來加以防衛，所以無法從消化管吸收。因此，以後的問題就比較少了。但是，偶而會因牛乳而有便秘傾向的人要多加注意。

觀察這些疾病的特徵像，就會發現與患者的背景有關。家族內可能有人具有比異位性皮膚炎患者更深刻的煩惱。可是因為以往接受過許多治療都治不好，所以認為是「體質的關係」或是「心理作用」而放任不管。

同一家族內，容易造成危害的食品和每天的飲食生活是共通的，不適合吃蛋的家族系統，因為吃蛋而引起疾病、煩惱；不適合植物油的家族系統，因為使用植物油而引起疾病、煩惱，也是理所當然的事。

因此，要恢復為和食時，一定要全家人一起實踐。如此一來，不會造成患者精神上的壓力，也可以節省烹調的時間，若長期的持續下去，有助於恢復全家人的健康。

實際找出三大食品的方法

在此為各位說明以上(1)到(3)的原因食品的發現方法。

〈例・異位性皮膚炎的情形〉

主要使用(2)的皮疹圖，和(1)的食物調查，(3)僅供參考。

一歲兒的耳殼部濕疹，頸部、肘、膝關節的內側濕疹，夜間啼哭無法成眠。此外，泡澡後軀幹部出現紅色的丘疹。

利用皮疹圖，推測出是植物油造成的。

藉著做飲食調查，發現一週吃炒菜五次、人造奶油三次、零嘴三次，共計十一次。也就證明其連續每天攝取植物油。

但是，有些人一週攝取的次數為二～三次，因此無法斷定是植物油。必須另外找出原因。除去食的要點是三大食品（蛋、植物油、牛乳），最重要的是必須同時去除。如果只去除一種無法產生明顯的效果。尤其蛋和植物油複合造成之損害的傾向較大。

但是，並不需要完全除去，只要從各食品中選擇損害比較大者（參考飲食調查的情況）加以去除，做輕微的限制就能產生效果。

觀察期為二週。效果判定要參考以下的項目來判斷。異位性皮膚炎時——

・發癢情形驟然減輕，並能熟睡。
・原本會流汁，連內衣褲會沾上血且發紅、發燙的濕疹會變得乾燥，且發紅現象減輕。
・患者抓癢的動作不再出現。
・塗抹藥物的範圍及次數顯著減少。

支氣管氣喘方面

・夜間咳嗽及氣喘逐漸減少。

過敏性鼻炎方面

・流鼻水、打噴嚏的現象消失。
・鼻塞、打鼾的現象減少。

確認以上的效果之後，就表示所推測的原因食品是正確的。

如果經過了二週的時間仍難以判斷的話，就要將時間延長為四週。若進行一個月的除去食依然無法產生效果的話，必須另找原因。一般而言，除去食的效果一個月內就會出現。因此，持續了一個月以上的除去食仍無效果，就沒有意義了。這時，便要找專門醫師商量。如果長期施行無效的除去食，那麼周圍的人會指責你對於食物過敏，根本沒有正確的了解。

如果幼兒期出現好結果，便可繼續進行食物療法。相反地，若持續做沒有根據的事情，也不是好事。

●複合損害

頗耐人尋味的，就是三大食品不具有同等的危險性，而是植物油和蛋較危險。其損害程度，如果牛乳是一的話，那麼植物油為牛乳的十倍，蛋為牛乳的二十倍。植物油與蛋複合造成的損害更大，稱為「複合損害」。

所以「進行除去食時，如果不能防止這些複合損害則無效」的說法，絕不為過。

我要再重複聲明，三大食品成為疾病直接原因的情況較少，大都是間接的損害健康。

也就是說，常年攝取西式的三大食品，會使維持或調節健康的功能減退（防止過敏的力量減退、戰勝病原體的免疫力減退），而導致各種疾病的產生。

除去食的實際——「回歸和食」

我想告訴各位的，就是不能斷言以下所敘述的各種疾病和煩惱的原因，全在於食物。當然也有可能因其他的原因而引起，或伴隨其他的疾病而出現。因此，在實行食物療法前，一定要接受專門醫師的診治。如果判定為「原因不明，不需要特別治療」時，就可以嘗試了。

若原因出在食物上面，那麼實踐食物療法的一個月內應該就會出現效果或反應了。如果無效的話，就要立刻中止，因為就算再持續一個月以上也沒有意義。這時就必須另找原因。同時，也要充分留意日常的健康管理。

一般而言，疾病的嚴重性分為輕症、中等症、重症三階段，這裡為各位所敘述的主要是輕症及中等症的症例。

先前已經為各位敘述過，三大食品中以牛乳的損害最小。因此，除去食的重點在於如果有效的避免植物油和蛋的複合損害。

我們按照「植物油」、「雞蛋、雞肉」、「牛乳、牛肉」、「大豆、豆類」的順序，為各位具體敘述除去的範圍。

為了讓各位能更容易了解，各食物的一覽表是以感作度（損害度）的強弱來排列。這個感作度是由舘野幸司醫師實際檢定，刊登在其著作「兒童的食物性過敏」中，再加上臨床的損害程度修訂成的版本（對舘野醫師深表謝意）。

(1)除去「植物油的情形」(表7)

這裡所說的植物油，包含大豆油、紅花油、玉米油、菜籽油、米油、芝麻油等所有植物性食用油。

損害較強的食品，是市售使用植物油料理及加工食品、人造奶油、調味醬、零嘴、餅乾類等。以上的食品經由人類的五感，就能判斷其含有很多的油。

損害較弱的食品，包含吐司麵包、法國麵包、芝麻等，可以二天食用一次。

損害為中度的食品，食用以後有時會有發癢現象，像速食咖哩飯，一個月至多吃一～二次，只要多花點工夫，就能度過快樂的飲食生活。

如果真的要炒菜的話，就要用紫蘇油，而且一週只能用二～四次。

此外，大豆製品也包括在這一群中。但是要與我們所說和食的基本食品的豆類互相區別。這與一般的分類法不同，要多注意。

表7　含有「植物性油」的食品

感作度(被害)	食　　品
弱 *	・吐司麵包、法國麵包、餅乾 ・芝麻(涼拌物)
中 **	・堅果類：花生、杏仁、檟如果等 ・速食咖哩罐頭、烤菜、燉肉 ・炒菜料理(羊栖菜、金平料理等) ・點心麵包(餡、果醬、胡桃、麵包) ・小餅乾、巧克力
強 ***	・所有的植物油(一般市售品) 大豆油、沙拉油、菜籽油、麻油、玉米油、米油 ・使用植物油的食品及油炸料理 油豆腐、油豆腐皮、油炸食品、炸排骨、肉丸子、速食麵、金槍魚罐頭 ・人造奶油、膨鬆油 ・調味醬、蛋黃醬 ・零嘴：洋芋片、蝦餅、玉米片等

表8　含有「雞蛋雞肉」的食品

感作度(被害)	食　　品
弱 *	・魚板、竹輪 ・生麵、餅乾
中 **	・雞肉 ・雞肝
強 ***	・蛋料理：炒蛋、荷包蛋、煮蛋、煎蛋捲、茶碗蒸、火腿蛋、牛奶羊油蛋湯 ・使用新鮮蛋的蛋糕類：蛋糕、布丁、冰淇淋、烤餅、蛋奶、雪花兒
最強 ****	・生蛋：淋蛋飯、淋蛋納豆、蛋黃醬 半熟蛋

和食

我們的祖先花了長久的歲月，找出適合國人體質、而且能夠健康長生的飲食生活，集其大成者就是和食。

以下介紹和食所使用的材料與料理法：

主要的蛋白質來源是魚貝類與豆類，用炒、煮、蒸或是生吃等調理法。同時積極地納入當季的蔬菜與海藻類。主食為米、小麥等的穀類及芋類。

所謂靠山吃山、靠海吃海，要重視季節感與當地產的食物，與自然合而為一，過著豐富的飲食生活。

國人的體質較容易處理傳統的食品，而由於不習慣西式的食品，所以無法充分地處理。

如果把過敏反應比喻為火災的話，則植物油、蛋就是火苗。即使使用精密的過敏檢查法，也無法證明它們就是火苗，因此等到釀成火災之後才使用藥劑來滅火，這就是現行的一般治療法。

使用塗抹藥來對付皮膚炎，是由外滅火，而內服抗過敏劑，則是由內滅火。但是每天攝取大量的火苗，即使持續進行滅火作業，也無法一舉撲滅火災。這時，持續的滅火作業會令人疲倦，於是中途宣告放棄。所以要改變想法，盡最大的努力發現火苗，盡量遠離火苗，如此才能杜絕火災的發生。

只要進展順利，就不需要滅火藥了。

亦即在飲食生活上下工夫，則即使是門外漢的母親，也能夠發揮主治醫生的作用。

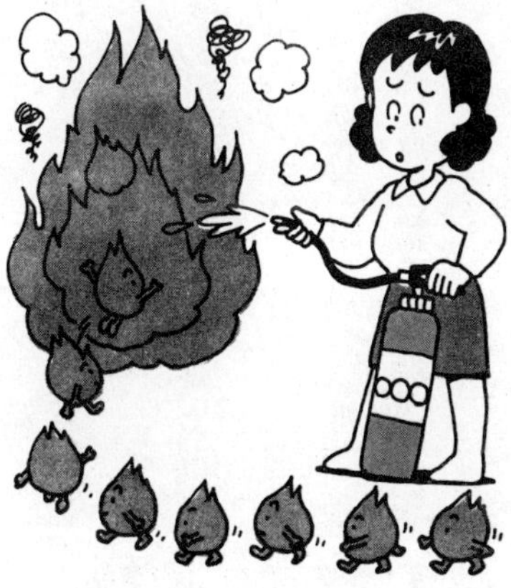

(2)除去「雞蛋、雞肉」時（表8）

中等症的疾病患者，三天可以使用一次雞肉及雞肝（一週二次）。當然，損害程度較弱的食品，大部分都可以使用。可是在疾病痊癒之前，要避免「強度」以上的食品。

而拉斯特法的結果得知：

4點時　完全除去
3點時　只使用「弱」
2點時　可使用「中」「弱」

這只是大致上的標準，必須實際觀察症狀後，再慎重的使用。

(3)除去「牛乳、牛肉」時（

表9）
中等症的症病，一週可以使用二次牛肉、奶油、乳酪等。也可以使用牛乳來烹調。

喜歡牛乳並且沒有出現損害情況的人，屬於「強」的牛乳等，可以每天喝二〇〇ml的牛乳。

但是，我們對不能喝牛乳的人，要將其解釋為一種防衛反應，必須尊重個人的嗜好，從團體營養午餐中去除這一類的食品。

若使用拉斯特法，三點時可以使用到「弱」，二點時可以使用到「中」。

(4)除去「大豆、豆類」時（表10）

豆乳、大豆粉乳為損害「強」的食品。在中、弱程度的普通料理中，經常出現的大豆製品（納豆、豆腐、豆芽菜、豆腐渣）、小紅豆類、當令的豆類等食為主的食品，每天或一週可使用三次。一般所使用的「豆芽菜」，是用綠豆做成的，可以安心使用。此外，像日式點心餡餅類有很多是用豆類做成的，因此要多下點工夫。

拉斯特法的標準，是3點時只能使用到「弱」，2點時

表9　含有「牛奶・牛肉」的食品

感作度（被害）	食　品
弱 *	・吐司麵包、餅乾 ・奶油球、牛奶糖
中**	・牛肉 ・乳酪、奶油、披薩 ・料理所使用的牛奶（食用牛奶）：白色調味汁、奶油燉肉、烤菜、燉肉等
強***	・牛奶及含有牛奶的飲料：咖啡牛奶、水果牛奶、雞蛋牛奶等 ・酸乳酪、乳酸菌飲料、冰淇淋等 ・嬰兒用奶粉、煉乳

表10　含有「大豆及豆類」的食品

感作度（被害）	食　品
弱 *	・豆腐、黃豆粉、豆芽菜 ・調味料（味噌、醬油）
中**	・大豆：納豆 ・小紅豆：餡類（饅頭、羊羹、年糕小豆湯） ・季節的豆類：豌豆、花菜豆、蠶豆、菜豆、黑豆
強***	・豆腐渣
最強 ****	・豆乳（200ml 中含有大豆 120 粒） ・大豆奶粉：布丁、豆奶、蛋白奶等

可以使用到「中」。

(5)中等症、輕症的疾病要實際利用除去食

除了重症以外，中等症以下的疾病「實際利用除去食」的方法，如表11所示。

表 11　除去食的實際「回歸和食」(中等症以下)

	豆類	牛奶	蛋	植物油
除去的食物	豆奶 大豆奶粉	牛奶 酸乳酪 乳酸飲料	蛋料理 蛋黃醬 蛋糕類	市售的植物油 人造奶油 調味醬 零嘴
可以使用食物	大豆 (豆腐、納豆) 小紅豆 (餡類) 其他的豆類	牛肉 奶油 乳酪 使用牛奶的料理	雞肉 雞肝 竹輪 魚板	紫蘇油 (只限於炒菜用) 芝麻涼拌 吐司麵包

新飲食生活的蛋白質來源，以魚、貝類、豆類為主。雞肉（一週二次）、牛肉（一週二次）、豬肉（一週一次，可以其它肉類代替）都可以使用（但盡可能採日式的烹調方式）。若是在家中用餐，那麼使用多種食品當主菜也不覺得麻煩。

副菜則必須多攝取蔬菜、海藻類。黃綠色蔬菜是成長期不可或缺的。其烹調法以燙或煮的方式最好。此外，生食時要避免使用生菜沙拉，用醋漬菜或用鹽醃漬的菜可多吃一些。

要努力補充能防止過敏的礦物質，所以海藻類也是一定要攝取的食品。

當然，光是除去三大食品，並不能完全解決難治性的過敏疾病。不過，三大食品仍是引起食物過敏的主因，藉著避免攝取其中損害較大者，就能解決大部分的疾病。

而有些其他的食物也會引起過敏。但因其損害較小，所以只要保持適當的間隔，巧妙的使用，就能享受豐富的飲食生活。

也就是說，如果每天持續吃的話，就可能會傷的愈來愈深，

病情會加重，成為難治性的疾病。但是偶爾吃的話，那麼，傷會在幾天內消失，所以不用太擔心。必須秉持以上的想法，配合年齡、體力和個人的差別，在飲食生活上多花點心思。

(6)除去食的各食品別、四階段法

為了方便起見，我們依照疾病種類和程度的不同，分為四階段，如表12所示，向各位介紹各食品別要除去到何種程度為止。

先前說過中等症以下的四項除去食，都相當於第二階段。一般在食物過敏專門設施，所指導的完全除去食法，就是第四階段法。

我們只針對因異位性皮膚炎而夜晚無法成眠的重症症例進行嚴格的限制，必須花幾個月的時間，使症狀改善到某種程度為止。

此外，若實施第二階段法時，如果能忍受的損害情形仍持續下去，則要對這項目採用嚴格的限制，進行第三或第四階段的方法。

當然，有時這四項不能完全在第二階段加以統一，依症例的不同，植物油可能會在第四階段

表 12 除去食、4 階段法

	1.植物油	2.蛋	3.牛奶	4.米
第 1 階段	感作度 ㊣強 的一部分可	感作度 強 的一部分可 ・蛋（1 個／週） ・蛋糕類 1 個份（生日蛋）	感成度 強 可 ・牛奶（200ml／日） 酸乳酪	第 1 階段
第 2 階段	同到 中 為止可 ・炒煮料理（3 4 次／週） ・咖哩飯等	同到 中 為止可 ・雞肉、雞肝（2 次／週）	同到 中 為止可 ・牛肉 ・料理用牛奶 ・乳酪 （2 次／週）	第 2 階段
第 3 階段	同到 弱 為止可 ・吐司麵包等 ・芝麻涼拌菜	同 到 弱 為止可 ・魚板、竹輪	同到 弱 為止可 ・吐司麵包 ・餅乾	第 3 階段
第 4 階段 (完全除去法)	除去所有含有植物油的食品	除去所有含有蛋的食品	除去所有含有奶的食品	第 4 階段
損害的程度	約 10 倍	約 20 倍	1	發癢 50 倍

，蛋在第三階段、牛乳與豆類在第二階段，進行凹凸限制。

如果將飲食生活比喻為馬拉松賽的話，那麼，第四階段的完全去除法就是「全力疾跑法」，而第二階段則是「快步疾走法」。

也就是說，如果全力疾跑的話，很快地就會呼吸困難而回到先前的飲食生活，使病情更為惡化，還不如藉著快步疾走的方式，全家人輕輕鬆鬆地走，才能持續下去，並提升改善率。

皮膚的過敏性疾病

異位性皮膚炎

異位性皮膚炎會產生劇烈的發癢症狀（夜晚無法成眠），其出現的部位和皮疹皆具特徵，可能會持續數個月到數年以上，為容易再發的皮膚病，至今仍原因不明。通常一般人的結論，除了塗抹外用藥到自然痊癒為止，並沒有其他的辦法。

但是根據我們的臨床研究發現，這個疾病可說是飲食生活不適當的一種警告反應。而其主因是現在的飲食生活，每天都反覆大量攝取蛋白質和油脂（西式料理經常使用的蛋、牛乳、植物油）所造成的。

如果將異位性皮膚炎比喻為火災，則蛋、植物油就是火苗，每天所吃下無法處理掉的火苗運送到皮膚，就會蘊釀成大火災。這時必須趕緊撲滅火災的消防作業，採用內外夾攻的方法。從外面滅火就是塗抹外用藥，從內部滅火則是服用抗過敏劑等。即使以往採用這兩種滅火作業，但長期持續下去卻會愈演愈烈，苦惱也不斷增加。

早點發現火苗，盡量不再吃這一類食物，那麼即使是長期持續的火災也會消滅。重症皮膚炎會癢到夜晚無法成眠，這時除了除去食以外，還要併用這兩種滅火作業，才能夠輕鬆滅火。

發現火苗（主因）的方法在先前已敘述過了，請各位參考一下，找出火苗之後，要努力地不去吃火苗（相當於除去食）。

因飲食生活不適當而引起的皮膚病，除了異位性皮膚炎以外，還有很多種，根據我們的臨床經驗所得知的，包括脂漏性濕疹、慢性蕁麻疹、皮膚搔癢症、手足濕疹（包含富貴手）、陰囊濕疹等，若藉著恢復為和食，就能解決大部分的煩惱。

●何時開始？以何種順序出現？

那麼異位性皮膚炎是從何時開始？起始於哪個部位？

出生後一個月左右，頭部出現脂漏性濕疹（主因是經由母乳傳來的植物油）。其次是額頭、顏面、耳殼周圍到頸部、脖子及胸背部、上肢、腰腹部，由上往下依序出現皮疹。這個現象是因為原因食物（火苗）經由消化管吸收，藉著血液運送到全身時，從血液循環良好的部分開始發生皮膚炎（火災）。

若進行除去食，就會使皮膚炎消退（撲滅火災），當然也會依同樣的順序從上半身開始往下半身改善。仔細觀察異位性皮膚炎，會發現其大致分為二種型態，一種就是過敏體質所造成，其他則是由於過食（絕不是只意味著攝取量過多而已，而是與消耗能力相比則為高熱量、高蛋白時）所引起。

前者在幼兒期就會病發，多為重症及難治的例子，過敏抗體（IgE）的值較高，拉斯特法也顯示較高的陽性率。

另一方面，後者的型態則是開始過食的國中生或成人以後會發症，過敏檢查也沒有證明其為異常的一型。血液檢查則發現高蛋白、高尿酸、高膽固醇血症等。尤其是以外食為主的單身貴族有增加的傾向。

●除去食的效果判定

不再攝取火苗，而使用除去的效果究竟如何？

有效去除原因食物（相當於中等症例中，三大食品的第二階段）的二週內，就會出現母親和患者能夠充分了解的良好效果。

・紅疹逐漸褪色，發癢現象減少。

・流汁的皮膚炎開始乾燥。

・皮膚的粗糙感減輕。

・因為強烈發癢而不高興，或因失眠而煩惱的症狀逐漸減輕。

圖片3顯示出有效的例子。

最遲在一個月內就要進行效果判定。如果使用了一個月的除去食仍無效，那麼就算再持續也是白費力氣。最近，第四項原因食品——米備受矚目。由於米的問題較複雜，後章再為各位詳細

照片3　除去食（三大食品）的效果
三個月大，餵予母乳（植物油・蛋引起的皮疹）

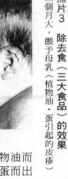

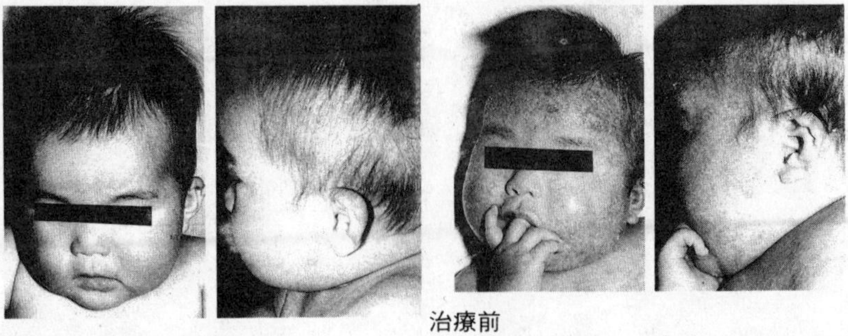

母親・除去食1個月後
所有的濕疹消失，再生為健康的皮膚。

治療前
有髮頭部、前額、耳廓周圍因植物油而出現密集的紅斑、丘疹，頰部因蛋而出現紅斑與丘疹。

敘述。

經常出現因長時間無效的除去食，而造成營養不良的患者，為避免這種情形，做母親的一定要做適當的判斷。

「米」所引起的異位性皮膚炎

近年來，因為異位性皮膚炎發症較快，且會重症化，所以增加了很多很難治癒的症例。

也就是說，以往只要除去三大食品（植物油、蛋、牛乳）就能解決的症例，現在卻行不通了。相信大家也察覺到，第4個原因食物就是「米」。

即使實行三大食品除去食一～二個月後，卻無法出現效果！或者是效果顯著出現，但接下來的幾個月持續實行時，卻無法好轉！

這時，原因可能就在於米。

到底是怎麼一回事？難道國人無法處理米嗎？

這的確是很難回答的問題。我們推測如以下說明。

(1)相信很少人知道，米含有七～八%的蛋白質，一・三～

三%的脂質。

先前所說的異位性皮膚炎的主因，就是每天持續攝取的蛋白質和脂質成分。所以第4項的主因就在於米。當然，我們每天都吃很多米。

(2)米的損害情形，並不是因為飲食生活的不適當，而是吃太多造成熱量攝取過多所引起。如圖6所示，各人所需的熱量為一百時，魚肉類為三十，油、蛋、牛乳等三大食品為六十，總計共攝取九十。若再加上米的三十就變成一二〇，多出了二十。假設一百為防波堤的話，那麼二十就是超越防坡堤而氾濫的洪水。

以前並沒有米所造成的損害，因此，可能是因為三大食品造成的影響不斷上升，間接使米成為損害的一大要因。

也就是說，米的損害並非一開始就出現，而是最初先受到三大食品的損害，後來才加上米的損害。

(3)沒有「充分咀嚼」的習慣，也是一大要因。一口咀嚼二十次，就能使米的蛋白質成分，被分解為更多的氨基酸，同時也能防止吃的過多。

由米所造成的損害，即使除去米也無法產生效果。

首先，還是要將三大品的攝取量減半（相當於先前的第二階段除去法），再將「米」的攝取量減少或加以除去。併用這些方法才能產生效果。

圖6　營養過多所引起的米害

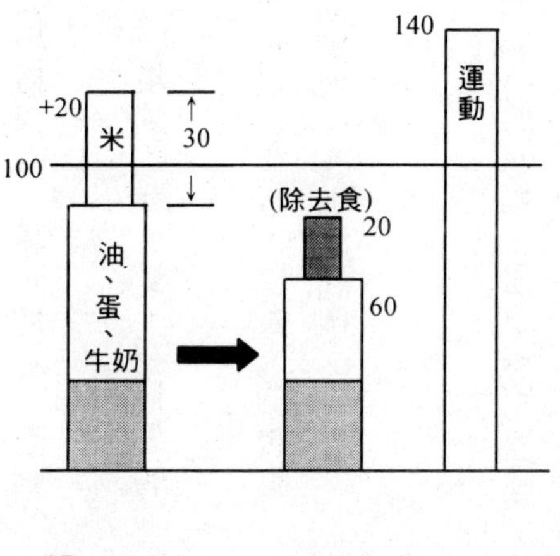

(4)另一方面，吃的過多也會引起皮膚炎，所以為了消耗熱量，要積極運動，將防坡堤加高到一四〇，就能防止洪水。

仔細觀察異位性皮膚炎，發現在運動少的冬季、有惡化的傾向。但是到了春、夏，在戶外的運動量增加時，皮膚炎也跟著減輕。

所以，不要拘泥在皮膚這個狹隘的範圍內，也要將飲食生活和運動包含在內，以廣大的視野來進行健康管理，自然就可以解決了。成長期的孩子隱藏著好的自然治癒力，要多加利用。

米引起的皮疹特徵像

米引起的皮疹，依年齡的不同，有很多變化。因此很難將其特徵加以形態化。但是特別要注意的，就是會伴隨先前三大食品無法比較的劇烈發癢症狀（為牛乳的五十倍）出現。嬰幼兒會因為發癢而感到很不高興，夜晚啼哭不停，到了學童期以後，就有「快要發瘋」的感覺。

總之，因為用指甲拼命地抓皮膚炎部位，使得表皮破裂糜爛，內衣褲血跡斑斑，當然就容易化膿，也容易併發膿疱病。所以米的損害極大，要多加小心。

(1)嬰幼兒期前半（0~3歲）時的「濕潤型」（圖片4）

皮膚炎滲出汁液和血，從頭、額頭、頰的外圍沿著耳殼前緣下行，再從下顎的下緣兩側融合，形成臉的輪廓般。此外，也從顏面的外側朝內側慢慢擴大，甚至侵犯至口的周圍。

經過一段時間以後，頸部、項部到腋窩部，以及手肘、膝的屈側部到伸側部也會不斷擴大。

「紅斑型」（圖片4）

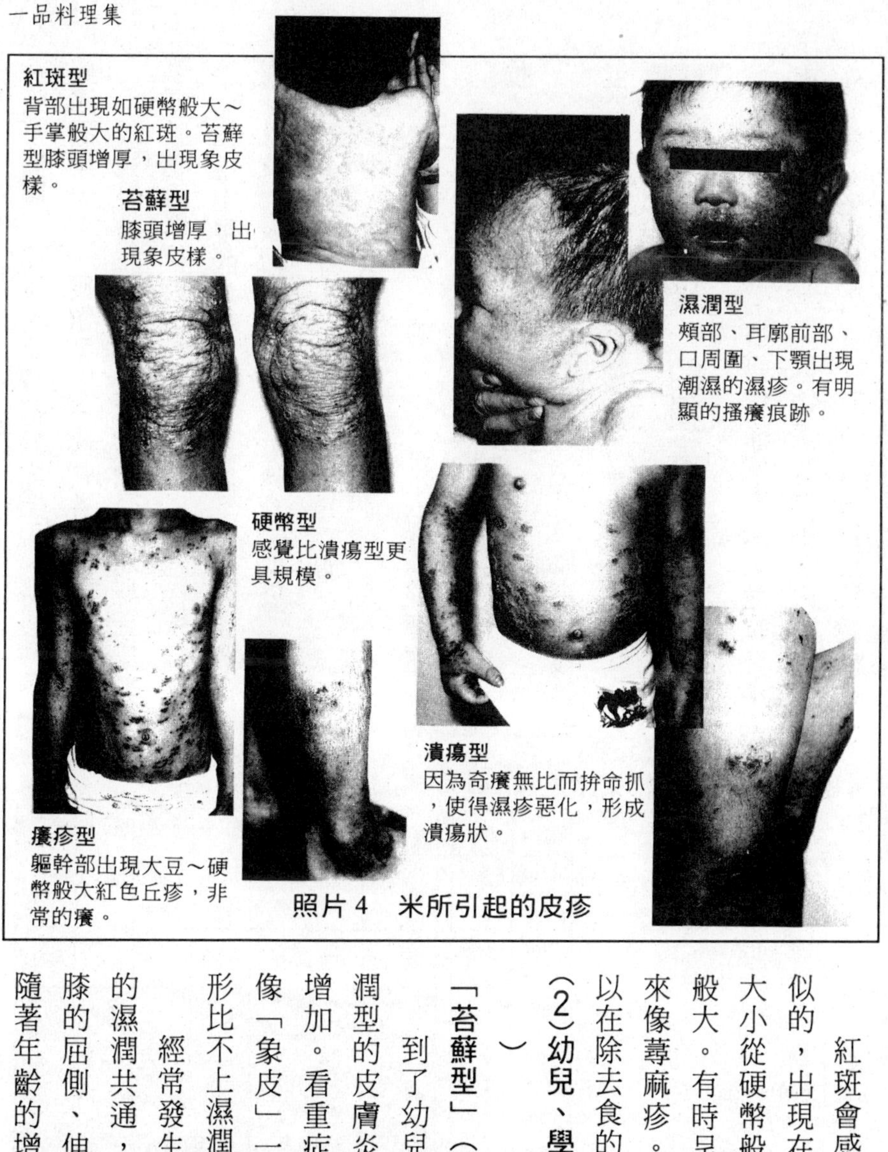

紅斑型
背部出現如硬幣般大～手掌般大的紅斑。苔蘚型膝頭增厚，出現象皮樣。
苔蘚型
膝頭增厚，出現象皮樣。
濕潤型
頰部、耳廓前部、口周圍、下顎出現潮濕的濕疹。有明顯的搔癢痕跡。
硬幣型
感覺比潰瘍型更具規模。
潰瘍型
因為奇癢無比而拚命抓，使得濕疹惡化，形成潰瘍狀。
癢疹型
軀幹部出現大豆～硬幣般大紅色丘疹，非常的癢。

照片4　米所引起的皮疹

紅斑會感覺好像稍微隆起似的，出現在胸部及背部，其大小從硬幣般大到小孩的手掌般大。有時呈環狀，有時看起來像蕁麻疹。因為比較薄，所以在除去食的早期就會消退。

(2)幼兒、學童期（過了3歲）

「苔蘚型」（圖片4）

到了幼兒期以後，呈現濕潤型的皮膚炎逐漸乾燥，厚度增加。看重症的例子就知道好像「象皮」一般，但是發癢情形比不上濕潤型那麼強烈。

經常發生的部位，與先前的濕潤共通，但有些會在肘與膝的屈側、伸側部都會出現。隨著年齡的增長，頸部、項部及腋下周圍，甚至到全身都擴大出現。

「潰瘍型」～「硬幣型」（圖片4）

因為發癢而抓破比豆粒還大的大型丘疹表面，會形成潰瘍狀。

經常出現的部位是頸部、肱、前臂柔軟的內側，以及下腹的腹股溝部附近狹窄的範圍。多見於學童期，會有強烈發癢症狀。

「癢疹型」～丘疹型」（圖片4）

發癢情形強烈的丘疹，會出現在整個軀幹部，大小從紅豆般大到大豆般大。有時會波及到四肢。以學童期以後較多見。

米所引起的皮疹的特徵，就是以這種複雜的混合型態出現，因此很難加以型態化。

容易造成「米」的損害的飲食生活

最近，為了治療異位性皮膚炎，而吃胚芽米或糙米的人增加了，但如表13所示，米的脂質含量，會因米種類的不同而各異。如果精製白米為

表 14 「穀類、芋類」的蛋白質、脂質含量(100g 中)

	食品		蛋白質(g)	脂質(g)
穀類	米		7~(10)	1.3~3
	小麥	低筋麵粉	8.0	1.7
		中筋麵粉	9.0	1.8
		高筋麵粉	11.7	1.8
	大麥(強化麥)		7.4	1.3
	燕麥		13.5	5.6
	粟(精白粒)		10.5	2.7
	稷(精白粒)		10.6	1.7
	稗子(精白粒)		9.8	3.7
	玉米	玉米醬	8.3	4.0
		玉米片	7.8	1.7
芋類	甘藷		1.2	0.2
	馬鈴薯		2.0	0.2
	南瓜		1.3	0.1

(四訂 食品成分表 女子養大學出版部)

表 13 含有「米」的食品

感作度(被害)	種類	蛋白質 (100g 中)	脂質 (100g 中)	蛋白質 (米 100g 中)	脂質 (米 100g 中)
弱*	精白米	6.8g	1.3g	2.6g	0.5g
中**	七分搗米	6.9	1.7	2.8	0.7
	(自家精米)				
	胚芽米	7.0	2.0	2.9	0.8
強***	糙米	7.4	3.0	3.3	1.3
	糯米			4.2	0.8

合計－米油
年糕片、小方塊年糕、糯米粉 都除去

一的話，則胚芽米為一・五倍，糙米為二・三倍，所以「米」造成的損害會更早出現，或使症狀加劇。

因此使用糙米時，一定要先學會「糙米菜食」的方法，再加以實踐。即使是以食養生，如果不遵其原理方法來進行，也無法奏效，要充分注意。

此外，點心類中不含三大食品的糯米製品，含有米的一・五倍蛋白質及脂質，損害很大，必須多加小心。

●「米」的除去法

因為米而受損害的患者之治療食法，分為減半法和完全除去法二種。減半法是將米的攝取量減少為以前的½，而完全除去法則是不吃米。

重症或癢到難受、夜晚無法成眠的患者，可以短期進行完全除去法，等到復原後，就可以轉移為減半法（相當於全力疾跑法）。

減半法適合輕症、中等症等煩惱較少的患者。可混合大麥做成麥飯，若能得到家人的配合與體諒，做母親的也可省時省力。可以長期持續下去，建立快樂的飲食生活。相當於快步疾走法。

當然，在去除米之前，還是要先限制三大食品（第二或第四階段）。

⑴減半法

從減半法開始為各位介紹。

一天三餐中，吃二餐麥飯，一餐代用食。「麥飯」是以大麥三、精製白米七的比例混合。如果混合太多大麥會很難吃，所以得到家人的協助，將麥控制在三成內是秘訣所在。

代用食則適當使用小麥和芋類。小麥使用於蒸麵包（低筋麵粉）、做烏龍麵、蕎麥麵（中筋麵粉）和吐司麵包（高筋麵粉）。小麥的損害如表14所示，蛋白質含量較多，且高筋麵粉更多。但其損害已算輕微（米損害度的二十～三十分之一），所以吃了小麥製品的第二天，若兩眼周圍出現紅色顆粒或好像撲上白粉般，並無大礙（我們稱之為「貓熊型」）。

過去偶有大量攝取小麥的人，使小麥的損害增強。因此要除去小麥，只吃芋類。

萬一，因為小麥而出現難以忍受的損害時，只好使用芋類。

芋類可以代替主食來使用，其種類包括甘藷、馬鈴薯、南瓜等。

一天吃一餐代用食，小麥和芋類每隔一天交互使用，就能過著有效又快樂的飲食生活。

(2)完全除去法

其次，敘述米的完全除去法。

將當成主食的米完全除去，當然實行起來有困難。此外，也要擔心營養的問題，所以一定要在專家的指導下進行。

大致分為以下二種方法——

①替換為其他穀類（小麥、大麥、稗子、稷、小米等）

②替換為芋類（甘藷、馬鈴薯、南瓜等）。

最近重症的例子，替換為其他穀類後就能使症狀減輕，不過數月後又出現新的皮疹，或是病情加劇。其原因在於「穀類皆屬稻科，其間具有共通抗原」。尤其是「稗子」等，蛋白質含量一〇%，脂質含量四%，比米還多，一旦蒙受損害時，其程度會更嚴重。而芋類的蛋白質含量一～

表 15　「米」完全除去法

A案　替換為「其他的穀類」

一	二	三	四	五	六	日
甘藷	馬鈴薯	南瓜	甘藷	馬鈴薯	甘藷	南瓜

B案　(「除去穀類」)替換為芋類

小麥	甘藷	馬鈴薯	小麥	甘藷	小麥	馬鈴薯

二％，脂質〇・二％，含量較少，但也不能說吃了之後完全不會發癢。

基於以上的理由，我們不採用①的方法，而在短期內採用②的方法。具體而言，如表15A案所示，三種芋類以一週為單位交替使用。最喜歡吃的甘藷，一週使用三天，剩下的馬鈴薯和南瓜，每二天使用一次。使用甘藷的日子裡，早餐到晚餐均以甘藷為主食。利用各種調理法，使菜單富於變化，小孩也較不會吃膩。如果小麥不會造成損害的話，那麼，可將這三種中不喜歡的食物，更換為小麥（B案）。

為了使主食能長期持續下去，因此，要購買容易購買、容易烹調、容易吃的食物。

最近，米中過敏反應強烈的部分，經由酵素處理能減少損害情形的製品上市了，可以多加利用。尤其是營養不良的嬰幼兒，可以使用這類製品。對於開發這項製品的臨床醫師——橫濱市立大學的池澤醫師深表感謝。若有必要時，可找專門醫師商量。

在此為各位介紹，使用除去食而成功的症例5。母親和患者完全除去「三大食品與穀類」，主食只攝取芋類，同時巧妙地使用魚、貝類、大豆類，使得皮膚炎痊癒，而且營養及發育非常順利。

一般而言，母乳營養兒的皮膚炎，醫師會指導停止餵哺母乳，但是這麼做就好了嗎？

答案是錯的。因為母乳不良的原因，是母親飲食的不適當，如果將母親的飲食恢復為和食，則嬰兒的皮膚炎也會消失。事實證明，使用這種方法得到很多成果。母乳能提高免疫力，而且具有防止過敏的力量，同時也可以促進情緒面的發達，具有多種效用。

小兒科醫師，不光只注意皮膚炎問題，也考慮將來嬰兒是否能健康的成長，而加以援助。

異位性皮膚炎的主因，若再加上米，會在飲食生活方面造成各種困難的問題。因此，與其利用嚴格的除去食，或是短期治療，還不如讓患者在能夠忍受的狀態下，與煩惱共存，利用比較寬鬆的限制，指導能長期持續下去的方法，等待復原。

總之，要了解皮膚炎的因果關係，母子皆進行自我管理。也就是說，要花點工夫，採用適合患者體質的飲食生活，才會成功。與其全力疾跑，卻立刻呼吸困難而中斷，倒不如利用快步疾走的方式，耐心地持續下去。

異位性皮膚炎除去食療法的順序

最後簡單明瞭地整理圖8，為各位敘述異位性皮膚炎除去食療法的順序。

第一療程，除去的對象主要是副食所使用的西式食品。從(1)部分除去，同時(2)部分完全除去，不過可依年齡和症狀的強弱，適當的選擇。

但是，不要除去和食所使用的豆類。

第一療程實施一～二個月後，雖症狀好轉，但仍出現難以忍受的發癢現象時，進行第二療程。

第二療程，除去的對象是主食米。中等症以下採用(1)的減半法，重症則選擇(2)的完全除去。

法。但先前曾敘述過，重症例也很容易受到其他穀類的危害，因此，只要立刻更換為第三療程，就容易瞭解了。與其使用其他雜糧，還不如使用芋類較好。這樣就能使顯著的發癢現象驟然減少。

第三療程，是除去一切穀類，將主食更換成芋類。芋類的蛋白質、脂質含量，約為穀類的十分之一，因此會讓發癢現象驟然消失。

在第二、第三療程中，副食要除去(1)部分，還是實行(2)的完全除去，端視其年齡、體力來選擇。

此外，如果避免植物油，效果會極大。所有的療程，都要攝取豐富的蔬菜、海藻類。

最近，受到米危害的患者非常多。也可說是平常對於正確飲食生活的關心度比較淡薄。在飲食生活紊亂的現代，要重新評估祖先的智慧「要保持健康，首先從正確的飲食生活開始」，並充分活用這個智慧。

遵守這些療程在一定期間之後，皮膚炎的問題就能大致獲得解決，這時又該怎麼做才好呢？只要反過來恢復原先的療程就可以了。也就是說，以間隔一～二個月的方式，全家人一起觀察，確定危害的情形漸漸消失，多花點時間使其慢慢復原。例如，從主食芋類回歸為米食，只有早餐吃一次麥飯，觀察二週。如果沒有損害情形，則吃早餐、午餐二次麥飯。一口一定要咀嚼二十次。如果有損害情形出現，一定要立刻恢復其他療程。

●成長期兒童的發育營養

調查入院治療的患者大約三年後（問題大致解決、健康成長）的飲食，以及發育、營養狀態

症例5　小寬（六個月大）

煩惱：出生後四個月異位性皮膚炎惡化的照片（上段），發癢強烈，因為抓而各處出血和流汁，經常要戴手套以避免抓癢。體重也未增加。

飲食調查：餵予母奶的母親（妊娠中、授乳中）一週內的攝取次數如下：

植物油　十五次
蛋　七次
牛奶　七次

拉斯特法：蛋、牛奶　四點
米、大豆　三點
小麥　二點

對策：母親和嬰兒（斷奶食）都需要除去，食因為是最重症例，故從副食中去除三大食品，主食則完全去除穀類。以魚貝類當成新的蛋白質源，主食改為芋類。

效果：採用除去食後，經過四個月則如照片（下段）所示，症狀大幅改善。儘管進行嚴格飲食限制，但是體重順利地增加，恢復為標準體重。表情豐富，精神穩定，身心都健康地成長。

說明：完全捨棄牛奶、蛋，以芋類為主食，但也巧妙地活用魚貝類及部分的豆類，因此皮膚炎痊癒，體重增加。

母親懊惱地說：「平時我就不喜歡吃蛋和牛奶，但是在懷孕中接受媽媽教室的指導，開始每天攝取。」這段話讓我印象深刻。

治療前
因為米而引起「滲出型」濕疹，從耳廓前側到下顎出現潮濕的紅斑。奇癢無比。

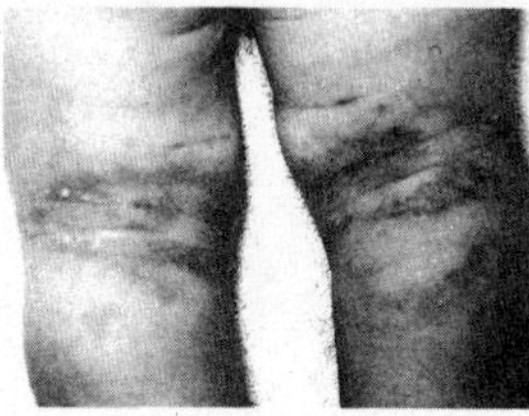

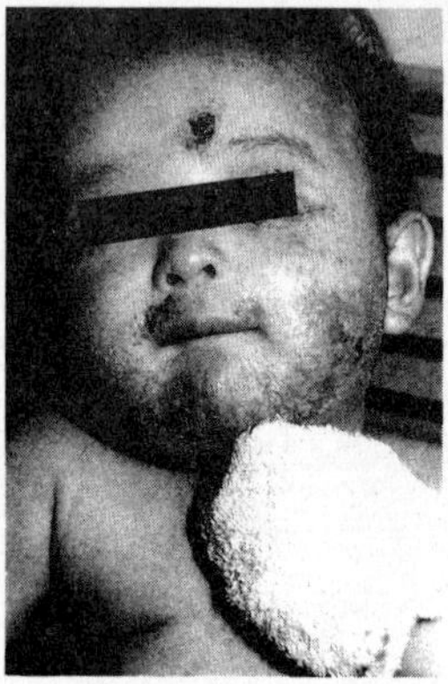

圖7　症例5　小寬　6個月大・男
「三大食品、穀類」完全除去(餵予母乳)
嬰兒身體發育曲線(1980年調查)

請把小孩的體重和身高填在這個圖表中。

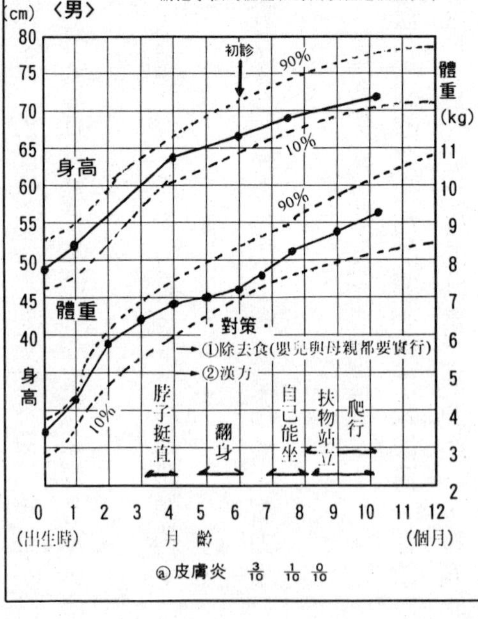

4個月後
症狀消失，健康皮膚再生。情緒也穩定。

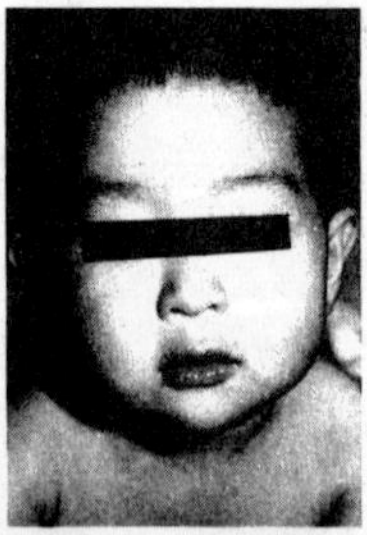

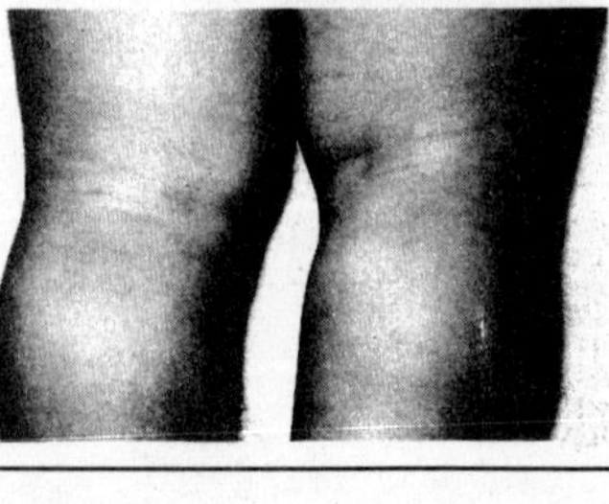

。當時住院的患者人數，一歲兒六名、四歲兒九名、七歲兒九名，共計二十四名。其中，重症、難治的例子佔了半數。

(1)飲食調查

詳細分析患者現在的七天份飲食結果，與所需營養相比較。首先，看四歲兒的情形：

①總熱量比八十％、脂肪比五十％、蛋白質比一○○％。

②鈣質比九十％、鐵質比八十％。

③維他命類方面，A、B_1、C遠超過所需量，B_2、菸酸維持等量。

④其次是碳水化合物、脂肪、蛋白質三種燃料比，患者群各自為六七％、十八％、十五％。政府規定他群的脂肪比為二八％，與一般幼稚園兒童的三十％出現很大的差距。也就是說，患者群脂肪的攝取量，只有一般幼稚園兒童的一半，患者群的三種燃料比，與西元一九六五年成人的資料相同（這證明已恢復為當時的飲食）。此外，患者群比一般人攝取更豐富的黃綠色蔬菜及海藻類。

其他的年齡屬，也與以上①~④的傾向大致相同。

(2)患者群的營養狀態

加以檢查血液中的蛋白質量，膽固醇、鈣質、鐵質、血紅蛋白（紅血球的濃度）。結果顯示鐵質及血紅蛋白稍低，其他的成分全在正常範圍內。

(3)發育狀態

最後，觀察三年多以來的發育狀態，結果良好者三名，普通者十三名，稍不良者七名（大部

圖8　異位性皮膚炎的除去食療法的順序

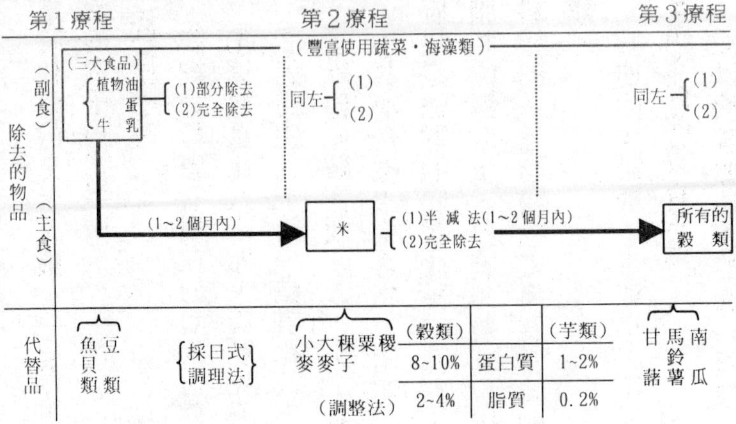

分的發育經過仍很順利），與一般兒相同。

從營養和發育來看，只要正確攝取以和食為主的飲食，就大可不必擔心。

●健康管理的重要性

一般而言，關於異位性皮膚炎的治療，大都重視食物療法，而忽略了一般日常生活中的健康管理。不過，治療皮膚炎的力量，必須要藉著維持個人健康的體調，才能夠具備。因此，不在戶外充分玩耍、夜晚失眠、終日啼哭的話，當然就沒有給予皮膚炎好轉的機會。以下就是健康管理的重點：

(1)充足的睡眠

睡眠時間因人而異，各有不同。一般來說，至少要在早上起床時神清氣爽。異位性皮膚炎患者的體力，比一般人來得弱，在皮膚炎的增惡期時，即使是成人例也會產生強烈的疲勞感。在這時必須讓他整天休息。因此，在治療中不管是幼兒或學童，至少需要十小時以上的睡眠。而成人在住院初期，每天至少要睡十四～十五小時。

一般而言，大家認為皮膚炎只是皮膚表面的煩惱，若疲勞度增強而經常躺在床上，會被認為是「懶惰者」，所以患者會忽略掉充分靜養和養生的機會。如果沒有充足的睡眠，便無法

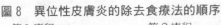

症例6　因罹患多種病而每天到醫院就診的「國卸」（一歲五個月）

煩惱：罹患支氣管氣喘（一年出現八次小發作），有輕度的異位性皮膚炎，反覆性扁桃炎（每個月發燒）、中耳炎（每隔二個月）等，每週都要看門診，非常的痛苦。

拉斯特法：蛋、牛奶　3點
家塵　0點

對策：開始完全除去三大食品，隨著拉斯特點的減少而逐一去除症狀，從四歲開始，進行第二階段的部分除去法。

效果：如圖所示，經過三個月後，扁桃炎、中耳炎去除，皮膚炎也痊癒。偶爾出現輕度氣喘發作。

體重也漸增，能夠有元氣地進行戶外活動，健康地成長。

圖9　症例6　國卸　1歲5個月大・男

幼兒身體發育曲線（1980年調查）

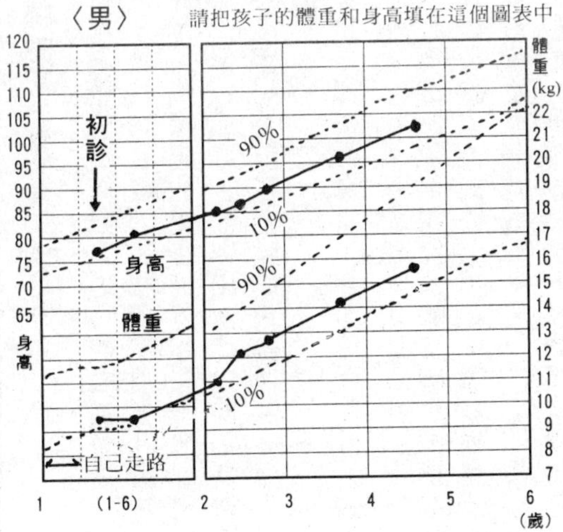

(前)	年齡→	↑	↑	↑	↑
氣喘	(小)年、8次	小×2	2	2	2
扁桃炎	年、12次	0	0	0	0
中耳炎	年、6次	0	0	0	0

(1)皮膚炎　輕症　$\frac{1}{2}$減治癒

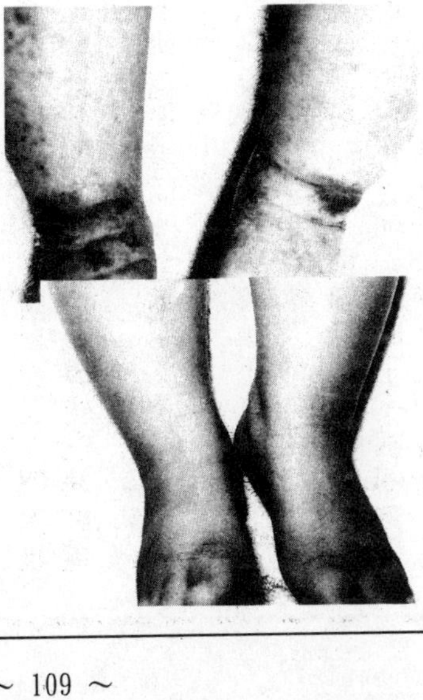

治療前
頰部出現嚴重的紅斑。
腳脖子也出現濕疹。

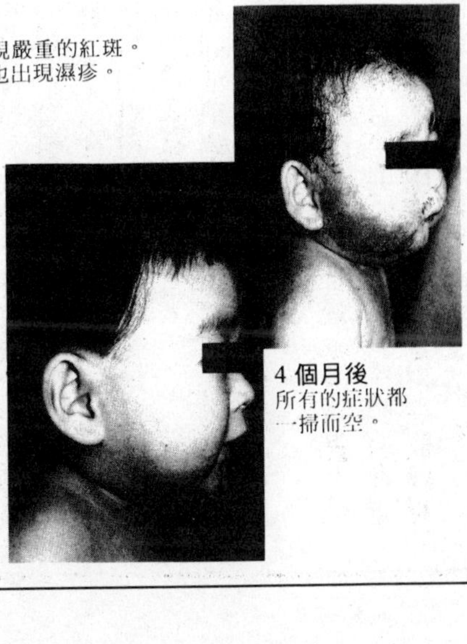

4個月後
所有的症狀都一掃而空。

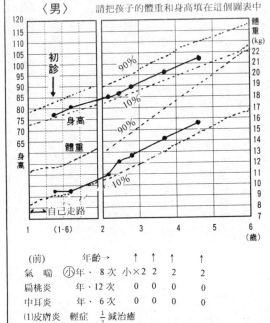

噴出現象是皮膚的再生現象嗎？

原本嚴重的皮膚炎，進行除去食經過一～二週後，發紅與發癢的症狀驟然消失（因為沒有痊癒，所以隆起的皮疹仍然存在著）。消失後不久，又在頭部、顏面出現比以前更為嚴重的狀態，誤以為吃了危險的東西所致，令人手足無措。

這是一種反彈現象，亦即積存在各處的毒素一起噴出，因此稱為噴出現象。也就是在頭部和臉部再度出現伴隨汁液的皮膚炎，接著每一天會以帶狀的方式從上半身依序移動到下半身。就好像從頭到腳底，大約一～二週內在興風作浪似的。暴風雨過後，皮膚再次變得乾燥，然後皮膚脫落，健康的皮膚再生。

頗耐人尋味的就是這個噴出週期，因年齡的不同而有不同，嬰兒為三～四日，學童期為七日，成人為十四日。

健康的成人，皮膚的再生週期為二十八日。為了迅速治癒病態的皮膚，因此皮膚的再生現象會加快為二倍的速度。

這個「噴出現象」，根據我們的推測，可能就是皮膚再生的現象。

由皮膚再生週期來看，嬰兒在三～四天皮膚會再生，與成人相比，治療皮膚炎的速度當然也加快四倍。

嬰兒即使罹患重症的全身型皮膚炎，在三～六個月之後，多半能夠治癒。

噴出的規模隨著次數的增加而漸漸減少。亦即增惡的範圍或程度會減輕，而脫落的皮膚量也會減少。一般而言，很容易忽略這個噴出現象，因此會誤以為是前一天吃了不當的食物而造成的，結果不斷地增加限制的食品數，使患者陷入營養不良的狀態，更加難治。

當噴出程度強烈而感覺痛苦時，可以適當地塗藥或服用止癢藥物，使得受損的情形減少到最低的程度，這才是明智的作法。隨著時日的增加，塗抹的場所和次數會顯著地減少。快的話在三～四週後就不用塗藥了。

不要頑固地拒絕使用含有副腎皮膚荷爾蒙的藥物，覺得應該塗抹的時候就要塗抹，藉此能夠減輕痛苦。

並不是說進行除去食的所有症例都會出現這個噴出現象。像全身型的重症例，只有在實踐完全除去食時才會出現，如果是中等症或輕症例，只進行部分除去食時，則不會出現。

產生皮膚的恢復力。像面對考試的患者，或是經常加班的社會人士，就沒辦法復原。我再重新申明，患者的疲勞感，是健康人無法了解的，這一點必須知道。

此外，要養成早睡早起的習慣。成長期的孩子是自然界的一員。要按照「太陽時鐘」來生活。

(2)充足的運動（在戶外很有元氣地遊玩）

受到米損害的孩子，很容易有缺乏運動的情形。異位性皮膚炎的主因之一，就是一種「過食」的現象，若攝取的食物能完全燃燒的話，就能讓損害情形維持在最低限度。

皮膚炎在運動量減少的冬季容易惡化，停止體育活動後也有惡化的傾向，這些現象反應出運動的必要性。

每天要花一～二來進行運動或戶外遊玩。在疲勞感強烈的時期，要從走一小時的路開始，秘訣在於不要殘留疲勞感。運動後流汗對於保持健康而言，十分重要。

如果皮膚炎照太陽會惡化，就要在日照較弱處活動，或是戴帽子遮擋陽光。此外，游泳時會刺痛的部位，要塗抹凡士林等以減少刺激。要幫助孩子，使他能快樂並有元氣的過日子。

呼吸器官的過敏性疾病

支氣管氣喘

氣喘就是從發作性的咳嗽開始，然後出現呼吸困難的現象，夜晚無法成眠，是非常痛苦的疾病。會從日落後開始，在夜間有加重的傾向，相信大家都有這樣的經驗。這個呼吸困難在數小時內就會停止，但有時甚至會持續數日。

引起過敏反應的物質（抗原）侵入空氣的通道（氣道）時，就會咳嗽。若抗原量增多時就會產生較長且強的咳嗽，使支氣管變得狹窄，呈現呼吸困難的現象（尤其呼氣時更為顯著）。

[1]過敏性支氣管炎（包括類氣喘支氣管炎在內）

過敏性支氣管炎，就是會持續數週至幾個月的夜間咳嗽，一般會認為「咳嗽拖得太久」。

此外，類氣喘支氣管炎則是嬰幼兒在感冒時，會持續一～二週有呼吸急促的情形，並反覆出現支氣管炎。

兩者皆為支氣管氣喘的前階段（準備狀態）。

最近，幼兒期氣喘有增加的趨勢。這三十年來，在全人口中增加了六倍。但在同樣的期間內，五歲以下的患者增加了十倍，而且病發的年齡也提早了許多，甚至連不滿一歲的孩子就有氣喘的煩惱，這是專家所指出的嚴重問題。

[2]氣喘的原因

全家人一起回歸和食！

我們希望過敏體質的人，能夠改變現在的飲食生活，回歸到適合個人體質的飲食生活，因此，要在全家人的協助之下，長久持續快樂、豐富的飲食生活。在此，我們也考慮出毫不勉強的輕鬆除去法。

如果攝取可以使用範圍內的食物，但是不久之後卻出現咳嗽、氣喘不休的現象，則做母親的應該要儘早下判斷，避免使用這些食物。此外，如果這些食物是必須品，但損害較小的話，則要採適當的間隔予以攝取。

總之，只要做母親的多加努力，就可以替代主治醫師做出正確的判斷。

昔日，母親為了讓全家人得到健康，會在飲食上下工夫。因此，以傳統的飲食為基礎，再加點創意，成為適合現代的飲食生活，就能夠得到更好的效果。

近年來，我國的飲食生活，不論是都市、農村或漁村，都有追求歐美化的傾向，這個事實造成過敏性疾病的激增，兩者之間絕對不是毫無關係的。

氣喘的原因（火苗）有以下幾點：

①、主要過敏原（＝抗原）

a．食物過敏原（蛋、植物油、牛乳等）。

b．吸入過敏原（家塵）

②、氣象的變化（秋、梅雨季）

③、感染症

④、運動誘發型（尤其是冬季）

⑤、疲勞

⑥、心理因素

在此，就以一年到頭都可能會發作，而令人煩惱的整年型氣喘為主，為各位敘述。

探討整年型氣喘的原因，重點在於要明確地區分主要原因和非主要原因。

如果能切實去除主要原因的話，則其他原因所引起的發作現象也會減輕，可以在家裡輕鬆的度過。而且也能防止氣喘的重症化、遷延化及難治化。

[3]引起氣喘主要原因的相關率

我們以五一一例支氣管患者為對象，利用飲食調查、拉斯特法、治療效果等分析主要原因，如圖10所示，想出了「主因相關率」。

圖 10　二大過敏原・相關率的演變

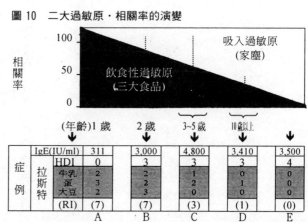

			A	B	C	D	E
症例	IgE(IU/ml)		311	3,000	4,800	3,410	3,500
	拉斯特	HDI	0	3	3	3	4
		牛乳	2	2	1	0	0
		蛋	3	2	2	1	0
		大豆	2	3	0	0	0
		(RI)	(7)	(7)	(3)	(1)	(0)

症例五一一例的詳細資料為三歲以下三三%、六歲以下六七%、重症群三九%、中等症群三一%、輕症群三十%，男孩為女孩的一·八倍。

整年型氣喘的主因是吸入了從氣道粘膜外側侵入的過敏原，以及由內側侵入的食物過敏原二大類。

吸入的過敏原中，較大的因素是家塵，其主要成分為塵蟎。另一方面，食物過敏原的主要因素為蛋、植物油、牛乳等三大食品。

到底這些食物和家塵二大原因，和氣喘發症的要因一〇〇的相關程度有多少，經由檢討，發現會隨著年齡的增長，而產生變化。

如圖10所示，大致的情形是——三歲以下，與食物過敏原的關係密切（食物的關連六十~七十%、家塵的關連三十~四十%）。

五歲時，二者大致相同。

七歲以後，與家塵的關連較大（食物的關連三十~四十%、家塵的關連六十~七十%）。

當然，這個關連是利用飲食調查、拉斯特法等，依照各人的不同，較能看出是屬於哪一種位置。

[4]主要原因的臨床特徵像

此外，從臨床特徵像也可以推測主要原因到某種程度。

(1)食物過敏原的相關特徵像

①藉飲食調查，每天持續吃蛋、植物油、牛乳中的其中一項。

②年齡為三歲（～五歲）以下。
③每晚咳嗽的現象持續發生。
④合併異位性皮膚炎出現。
⑤用拉斯特法，檢查蛋、牛乳為二點以上。
如果是三點以上，會立即產生反應，很容易了解。
⑥為整年性、難治性疾病，即使服用各種藥也無效。
(2)家塵的相關特徵像
①躺在床上就會咳嗽、喘個不停。
②秋天或梅雨季容易發生（相當於蟎的繁殖期）。
③會有嚴重發作現象，持續二週以上的咳嗽及喘個不停，即使用各種藥劑也無效。
④拉斯特法中，家塵為三點以上。

[5]食物過敏原先行！

由以上的敘述得知，氣喘最初是由食物過敏原所造成，當這種感作持續下去，會使防止過敏的力量減退，而各種過敏狀態就會出現。發作較快的兒童，在二～三歲時會因每天吸入家塵而產生反應，使症狀變得嚴重、難治。

也就是說，氣喘的要因是由食物過敏原先助長感作，數年後再加上家塵的感作，而使氣喘複雜化、重症化。

若二歲左右的氣喘兒除去三大食品後，不僅每天晚上咳嗽、喘個不停的現象不再發作，每週會因發作而無法成眠的現象也會消失，從氣喘中解放出來，並能健康成長的例子時有所聞。

因此，目前的飲食生活（妊娠中、授乳中的母親，每天攝取過多的蛋、植物油、牛乳，在嬰兒期的斷奶食早期給予過多三大食品），會使幼兒的氣喘持續增加，而且發症年齡提早，並有難治化的傾向。

這裡所說的家塵，還包括塵蟎和黴菌類。

沒有談及花粉，是因為這只是小因素罷了。其理由為每天吸入的家塵會引起感作（造成損害），通常要花二～三年時間。而一年內只存在二、三個月的花粉，要花上十年才會造成損害的情形。

[6]原因療法（圖11）

將發作程度以天氣來比喻，大發作就是「下大雨」，中發作是「下中型雨」，小發作是「下小雨」，而更輕微的咳嗽、喘個不停等狀態持續存在，就是「下細雨」，無症狀的狀態就是「晴朗」。

（圖11）第一階段的除去食療法，能使到達防坡堤高度的水位下降五十，防止七十～八十的症例發

圖 11　支氣管氣喘的發症要因與原因療法

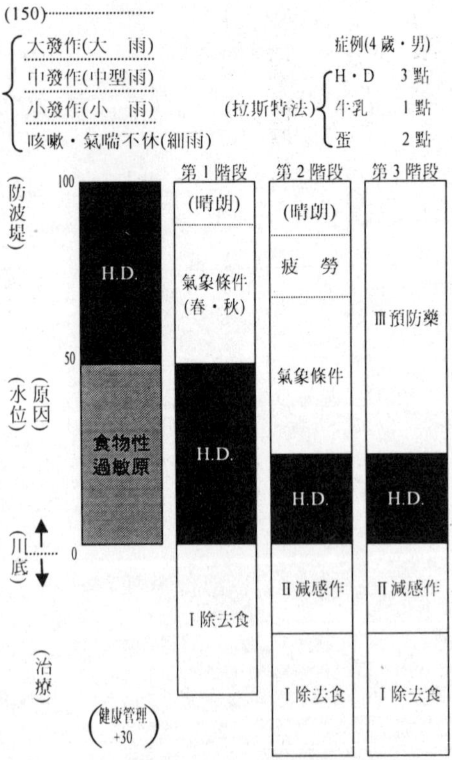

作。

不過，剩下的二十～三十％的症例，一到秋天或梅雨期的蟎繁殖期，或是與家塵有關，便會急速增加，同時氣象的變化，會使水位超過一〇〇，而出現「小雨」或「中雨」的現象。

第二階段則要用家塵減感作療法（提高對家塵的抵抗力，一週注射一、二次）。這時水位又會下降到距防波堤七十五左右。這種製造間隔的作法也很重要。其他的要因，只要不會一起全部來襲，就能保持「晴朗」的狀態。

[7]二大原因療法的效果

我們來探討持續二大原因療法一～三年的四三三個症例的成績。

顯著的效果是指——

・中等症、輕症例的發作消失（紓解）

・重症例雖仍會發作，但已減輕為小發作（只要適當使用常備藥，就能輕鬆的在自宅度過）。

除去食群358例中	79％	全例中79％能夠得到著效
減感作群19例中	74％	
兩者併用群56例中	84％	

而這幾群完全沒有進行抗過敏劑等等每天都要預防內服的方法。

以前會將抗過敏劑（副作用少）當成預防藥，每天使用持續一年以上，在三七六症例中，著效率為六十％。

將每天使用預防藥的成績，和原因療法相比較，原因療法平常並不使用藥物（只有發作時使用常備藥），就能得到很好的成績了。

將兩群的成績加以比較，就能了解氣喘的本態到底是如何發生的？

為什麼能得到這麼好的成績呢？理由就是——

①在一般醫院受診的症例中，重症和難治例較少。

②母親很有耐心地大掃除以去除蟎，和代替主治醫師進行除去食療法。

③致力於健康管理

到這二階段為止的治療法，不但完全解決氣喘的問題，有些還是連專家都束手無策的難治例。

此外，有些家庭無法充分實踐二大原因療法。

因此，沒有辦法防止剩下的情況所發生的症例，為了預防發作，每天要服用抗過敏劑，才能輕鬆度過。

令人慶幸的是，最近已陸續開發出有效，且不用擔心副作用的抗過敏劑。

治療氣喘從症狀較輕的時候開始

要一氣呵成地治療氣喘，將發作現象減低為零是很困難的。最初的目標，就是只要在自宅準備常備藥（抗過敏劑或支氣管擴張劑等），那麼，即使嚴重的發作也能輕鬆度過。如此一來，就能減少對氣喘的不安及恐懼感。隨著時間增加到能自然治癒的年齡為止，要抱持希望，有耐心地與氣喘共存。也就是說，最初的目標就是早點導入自然紓解之路。

除了主因外，氣喘還有其他原因所在。不過，大都是小原因。若是小原因引起氣喘時，也能輕鬆度過。因此要強調使用常備藥，輕鬆進行自宅管理。

[8]二大原因療法的實際

先前敘述過，整年型氣喘的二大原因是食物過敏原和家塵，只要充分進行對付這些原因的對策，就能減輕大部分的氣喘，得到紓解。

在此為各位詳細敘述二大原因療法——「食物過敏原的除去食療法」與「家塵的減感作療法」。

(1)三大食品的除去食療法

關於三大食品的除去食療法，已在除去食的實際——回歸和食——以及除去食的各食品別、四階段法的項目中為各位詳細敘述過，請再閱讀一次。

引起氣喘損害較大的（感作度較高的）食品，就是蛋和植物油。

一般來說，牛乳不會造成嚴重損害。依氣喘的重症度和年齡的不同，除去的程度也不同。以前述的除去食的四階段為各位詳細說明。

・重症例及三歲以下——三大食品全部從第三或第四階段開始。

・中等症例及三歲以上——三大食品全都從第二階段開始，開始時先這麼做比較好。然後，二～三個月後隨症狀的改善，各食品都上升一階段。上升的途中，若有誘發症狀，就要回到原位。

但是，造成複合損害的植物油與蛋，在所有氣喘的發作消失之前，僅止於第二階段。

如果是按照拉斯特法的結果來看的話，還是照著先前敘述的來實踐，比較安全。

此外，「大豆、豆類」對於異位性皮膚炎會造成一些問題，對於氣喘則大致上是安全的。請參考前面的敘述。如果使用拉斯特法為2點的話，則從二階段開始，3點從三階段開始，4點從四階段開始。

最近異位性皮膚炎的原因，除了三大食品以外，還包括米或小麥，備受矚目。照道理說，這些穀類並不具有引起氣喘的力量，但是偶爾（米的拉斯特法在3點以上）也會出現喘鳴或咳嗽，最好和主治醫師商量是否要除去。

為各位具體列舉，在第二階段法中可以使用的食品。

蛋白質來源以魚、貝類和豆類為主，一週各使用二次牛肉、雞肉（一週四次）。

牛乳的損害較少。若是不能喝的人，或是拉斯特法發現為2點以上的人，就要除去牛乳類。喜歡的人，和沒有損害的人，每天可以攝取到二〇〇ml為止。

植物油只能在餅乾和吐司麵包中少量使用。此外，炒菜（在有體力的五歲以後才能使用）要用良質油，一週只能用二～四次。

主食、蔬菜、水果、海藻類幾乎都沒有損害，因此要大量攝取。

在自宅就能充分使用多種類的食品。此外，利用拉斯特法發現蛋和牛乳為2點以下時，使用第二階段的除去法就夠了。

「關於團體營養午餐的處理問題」

第二階段法只是輕微的限制，若在團體營養午餐中，也能去除一些損害較大的菜單，就能輕鬆加以利用了。

例如，要剩下人造奶油或油炸食品、酸乳酪及蛋料理。若副食不夠的話，也能在自宅做一道菜帶去學校。

如「炸魚」變「烤魚」，「炸雞」變「煮雞肉」等，也能輕鬆地享受營養午餐。如此一來，也不用帶便當了。

這時，可以請主治醫師開「必須去除部分營養午餐」的診斷書，交給級任老師。

「植物油和蛋對氣喘造成影響」

那麼，蛋和植物油會對氣喘造成何種影響呢？

經由拉斯特法檢查為3點以上時，經常會發現吃了蛋之後，會立刻出現氣喘現象。但是，在臨床上很少發現這種直接的因果關係。

可是，若仔細觀察，就會發現在攝取蛋（拉斯特法二點以下）或植物油的十幾小時內，會出現咳嗽或氣喘的現象。

以往很多人會因氣喘而除去兩者（蛋和植物油）之後，包括氣喘在內，很多的疾病都同時解決，也得到預防效果。這個事實，說明了兩者與氣喘有密切關係。

也就是說，為了加以處理每天攝取不合體質的蛋和植物油，會消耗掉大部分重要的自然治癒力和保持健康的力量。因此，防止過敏的力量，以及對付感染的免疫力等都會減退，使得氣喘等許多的疾病重症化或難治化。

即使現在使用各種精密檢查法，也不能加以證明這種長時間持續的飲食生活的損害。

所幸最近脂質生化學的進步，證明了以往被視為不會引起過敏反應的植物油，與許多的過敏性疾病有關（奧山教授的論文）。

我們經由許多臨床的例子，發現「如果不除去植物油，就無法解決過敏性疾病」。現在也證明了這主張是正確的。

相信各位臨床醫師，可以藉此掌握到解決難治性過敏疾病的線索了。

「亞油酸神話」已經崩潰了

以往在臨床營養學上關於脂質代謝的問題，主要是以促進動脈硬化的「膽固醇」為主來加以研究、探討。

一般人認為：「為了防止動脈硬化，就需要減少含有豐富的動物性脂肪的攝取量，同時要增加富含亞油酸的植物油的攝取量。」這一類的飲食指導，的確在心肌梗塞、動脈硬化等的治療、預防方面展現了很大的成果。

但是，最近植物油的代表亞油酸，除了動脈硬化之外，一般人似乎也過度相信它在其他方面的效果。亦即認為積極攝取亞油酸，就能夠促進健康，這即是所謂的「亞油酸神話」。

結果，在烹調時除了油炸食品之外，則一定會使用植物油，而加工食品中也添加了植物油。

由於植物油的濫用，使得立場較弱的兒童之間產生無數的過敏性疾病。某種食物對一方面有益，但是如果攝取過剩，也可能會在另一方面形成弊端，故不可過度相信，要從各方加以考量。

「除去食療法的適用」

那麼，哪一型的氣喘要實行除去食療法呢？效果到底如何，並不能一概而論，為了方便起見，按照發症要因的食物相關率，共分為三類，敘述如下：

①食物相關率五十％以上（大致為五歲以下）

光靠除去食就能預防大部分的發作。但是為了避免以後家塵造成感作，一定要好好整理環境。

②食物相關達二十五％以上（大約為十歲以下）

光靠除去食無法防止發作，但其發作也只是輕微的發作，這時，便要強調使用常備藥，使患者得到安眠，並且不阻礙到翌日的上學。

③食物相關率二十五％以下（大致為過了十歲以後）

經由飲食調查，發現每天大量攝取植物油和蛋，或是發現植物油和蛋引起損害時，就要加以去除。

若氣喘減輕、體力恢復後，就可解除前二者限制。但是，仍必須控制攝取量。

(2)家塵的對策

家塵的對策方法有二：

一是為了防止家塵由氣管侵入，住家內外要打掃乾淨。同時為避免家塵引起感作，也要整理環境。

另一方法，則是減少家塵造成對身體的損害（家塵引起高度感作狀態），同時也要採用提高對抗家塵抵抗力的方法，也就是減感作法。

①整理環境擊退塵蟎

整理環境的主要目的，是擊退家塵的主要成分——塵蟎。因此要充分了解塵蟎的生態，才能有效清除。

關於整理環境，有很多優良的指導書籍，可供參考。

在此為各位介紹由舘野幸司、飯倉洋治兩位先生合著的「利用生活法治好兒童的氣喘」，其內容簡單明瞭，希望各位一定要參考。

此外，整理環境要在診斷出已罹患氣喘時，和第一階段的除去食一併實行。

②家塵的減感作療法

根據我們的經驗，光靠除去食無法防止的氣喘，在五一一例中約佔十五％。

這時，就要併用第二階段的減感作療法，慢慢減少過敏原——家塵，同時要逐漸增量（不會誘使發作的程度），一週注射一、二次。

也就是要以家塵相關率達五十％以上的症例為對象。拉斯特法大部分為三點以上，年齡一般為七歲以上較多，所幸是能夠忍耐注射痛苦的年齡。

不過，這個減感作療法——

・不持續數年，無法成效。

・即使很努力也不能得到完全的回報，有效率僅達七十％。

基於這些理由，最近為人所敬而遠之。我們從檢查面和臨床面加以考慮，製作了實施此療法的適應基準。

因此，並非以家塵的拉斯特法的3點以上患者，當成減感作療法的對象。

也就是說，除了家塵的拉斯特法3點以上，還必須同時出現家塵引起的臨床症狀的患者，才會實施減感作療法。

嚴格挑選本療法的適應基準——

・效果在一個月內就能判定。

（ω）｜3（ω）｜6的多價不飽和脂肪酸

脂肪酸向來分為①飽和脂肪酸、②單價不飽和脂肪酸、③多價不飽和脂肪酸等三種。①主要是動物性脂肪，富含膽固醇。相反的，③則是植物性油中較多見，以「亞油酸」為代表物質，而且據說能夠暫時使血液中的膽固醇下降。

最近，拜脂質生化學的研究之賜，發現③又可以分為ω｜3系列與ω｜6系列，兩者都是必須脂肪酸。兩者的構造十分類似，但是不飽和結合的位置不同。不過，此作用卻具有互相拮抗或相反的性質。亦即在細胞內含有前列腺素這種第三荷爾蒙樣物質，會引起強烈的過敏反應，「無色三烯」就是其中之一。簡言之，依生成原料的不同，無色三烯的性質也不同。也就是說ω｜3系列的多價不飽和脂肪酸所製造出來的無色三烯，具有抑制過敏反應的作用，是ω｜6系列的多價不飽和脂肪酸所製造出來的無色三烯，卻具有促進過敏反應的作用。

那麼，兩者在於何種食品當中呢？（圖12）

ω｜3系列是存在於海藻、黃綠色蔬菜、紫蘇油、魚類中。ω｜6系列則存在於市售的紫蘇油以外的所有的植物油、獸肉、蛋、乳及乳製品中。

表16是一九五五年代的傳統食品和現代飲食生活所使用的食品的比較。當時傳統食品所使用的食品，大都是ω｜3系列，相反的，現代的飲食生活則頻頻使用屬於ω｜6系列的食品，而且大量地攝取。因此，造成所有的臟器多發過敏性疾病，根本無法以藥物加以治療。

雖然目前已經證明二十碳五烯酸具有防止動脈硬化的作用，但是關於動脈硬化方面，ω｜3系列有防止的作用，而ω｜6系列有促進的作用。近年來，因動脈硬化而引起的心肌梗塞和腦梗塞增加，這是眾所周知的事實。

不僅是這些疾病，就增進自然治癒力、維持健康力的方面來看，ω｜3系列當然略勝一籌，這是我們經由臨床經驗而證明的事實。藉著回歸傳統飲食，能讓以往容易生病的孩子變得健康。希望全家人都能勵行適合我們體質的「傳統飲食」。

圖 12　必須脂肪酸與體內的代謝經路

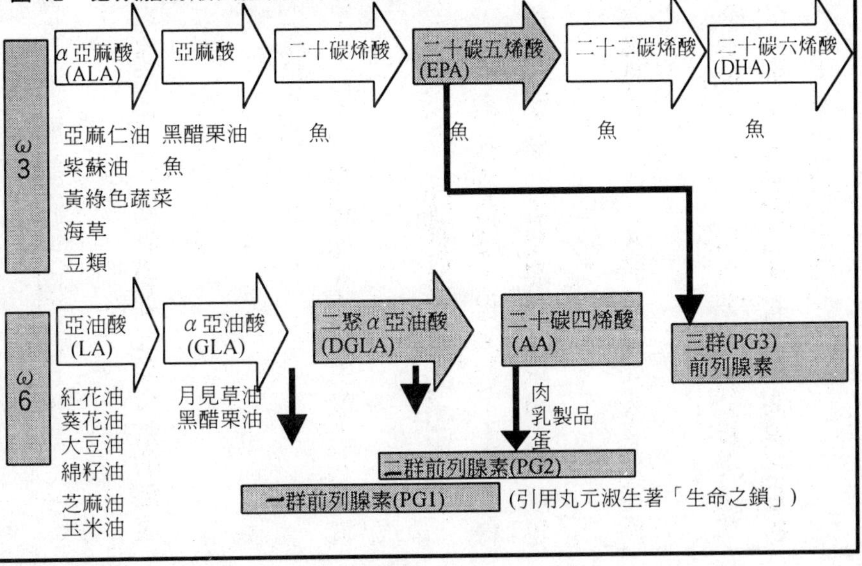

(引用丸元淑生著「生命之鎖」)

・有效率可達八十%以上。

這個結果，使患者及其家人都能充分了解本療法的必要性，並能忍受長期的門診治療。

[9]健康管理的重點

為了早日脫離氣喘的折磨，不僅要專心實行先前所說的二大原因療法，同時也要注意日常的健康管理。

(1)利用太陽時鐘生活。

早睡早起，配合太陽的規律生活。

幼兒晚上八點就寢，早上六～七點起床。小學生晚上九點就寢、早上七點起床。

兒童若將前一天的疲勞消除以後，就會自己愉快的起床。體力較弱的孩子，每天早上都有疲勞感，但又為了上學不得不起床，將一週的疲勞累積至週末時，容易發燒，或者有氣喘現象。

(2)每天在戶外很有元氣地玩一～二小時（在陽光下做運動）。

「成長期的兒童是自然界的一員」，所以要盡可能接近自然法則，在陽光下鍛鍊身體。此外，運動對於所有動物而言，是延長生命不可或缺的要素，相信大家都知道這一點。

表 16 現代的飲食生活與傳統飲食

	傳統飲食(1955 年代)	五大營養素	現代的飲食生活
（主食）	米・小麥	●碳水化合物	米、小麥
副食 主菜	魚貝類★	●蛋白質	＊蛋
	大豆		＊乳、乳製品
	其他的豆類		＊肉、肉加工品
		●脂質	＊植物油
			＊奶油類
副食 副菜	黃綠色蔬菜★	●維他命	以淡色蔬素為主
	根菜類		
	蕈類	●礦物質	少量海草類
	海草類★		

★：ω－3系列的多價不飽和脂肪酸
＊：ω－6系列的多價不飽和脂肪酸

重症患者足不出戶的例子很多。但是，在室內愈久，就愈容易增加被家塵感作的機會。

先前敘述過，這項健康管理，對異位性皮膚炎患者也是很重要的。

［10］氣喘的預防對策

徹底實踐氣喘的原因療法本身，就是一種預防對策。

①恢復為傳統飲食生活。

②整理環境。

③利用太陽時鐘生活。

④在戶外運動（快樂地遊玩）。

每天勵行，就能漸漸擁有體力，即使在發作時，也有忍耐的氣力。如此一來，就逐漸產生使氣喘煙消雲散的體力了。

我相信只要踏實地努力，一定能夠提早達到自然治癒氣喘的年齡。

過敏性鼻炎

在氣道黏膜的過敏當中，氣喘屬於深處的煩惱，而過敏性鼻炎則是在入口較淺處的煩惱。

因此，大部分氣喘都會合併過敏性鼻炎出現。

近三十年來，鼻炎的增加率顯著，遠超過氣喘的增加率（約六倍）。

和氣喘相同的，是鼻炎患者增加的原因至今不明。因此，有些患者即使長期住院治療，也無法解決問題，故而放棄。但依然仍舊存在的症狀而感到煩惱。

在氣喘的項目中已經說過，一定要充分了解鼻炎的主因，而實踐對付鼻炎的方法，就能將問題解決（由多數的經驗得知）。

過敏性鼻炎一般分為整年型和季節型，以下為各位探討整年型。

●過敏性鼻炎的症狀

輕症—流鼻水、打噴嚏型

重症—鼻塞、打鼾型

此外，也有混合二者的移行型。

若這種症狀頑固地存在，即使專門醫師沒有診斷出是過敏性鼻炎，自己也要了解已罹患此症。並且一定要接受專門醫師的治療。

●過敏性鼻炎的主因

這個疾病的主因，與氣喘的主因共通。

也就是說，食物（尤其是植物油和蛋）和家塵為其二大原因。

但是，鼻腔為了防止異物入侵，在氣道入口有過濾裝置。將家塵污染濃縮的結果，家塵的相關率和氣喘相比，增加了二十～三十％。

●過敏性鼻炎的治療

與先前所說的關於氣喘的治療完全相同，請再看一次。

(1)原因食物的除去食療法。

主因為植物油和蛋。但若有鼻炎時，只要利用第二階段的除去法，做輕微的限制就可以解決。

外行人也可以判斷出除去法的效果。也就是說，流鼻水、打噴嚏型，實行除去食一～二週以後，鼻塞、打鼾型，實行除去食二～四週後，就有顯著的效果。

同時，氣喘的合併例，也就是每天晚上咳嗽、喘個不停的現象減少，鼻炎的現象也顯著減少，而能輕鬆度日。

進行除去食一個月後，所剩下的症狀，與家塵有關。

此外，嬰兒較多見的鼻塞（嚴重時甚至會哺乳困難）則是因母親的飲食藉母乳所引起。所以，若授乳中的母親回歸為和食，就能將問題解決了。

幼兒、學童期的鼻炎患者，經常會捏鼻子而造成流鼻血，或是做出很多摩擦鼻子的動作。作母親的常會誤認為是「壞習慣」，而放任不管。

但是，這絕不是一種壞習慣，一定能痊癒。只是因為在鼻子入口處附近的黏膜出現濕疹，產生強烈的發癢和不舒服感，才會不斷用手指去挖鼻子。

其主因為植物油，只要加以除去，在一～二週後這種頑固的「壞習慣」就會改好了。所以這並非壞習慣，而是植物油所造成的損害。

故有這些動作的鼻炎患者，便可推測出與植物油有密切關係。

過了自然治癒的年齡（一般為十一～十二歲）時，有時就不會出現氣喘的發作現象，但相反地，卻出現頑固的鼻炎症狀（尤其是鼻塞）。這時的主因，已轉移為家塵，所以要實行家塵的減感作療法，才能奏效。當然，改善環境也很重要，一定參考氣喘的項目，並加以實踐。

杉木花粉症

過敏性鼻炎的季節型代表，就是杉木花粉症。這種疾病最近急速增加，令專家深感頭痛。為各位介紹一個解決方法。

本症是在杉木花粉飛散的時期（三～四月）時，會同時出現過敏性鼻炎和過敏性結膜炎的症狀，嚴重者甚至於夜晚無法成眠。

鼻炎的症狀是流鼻水、打噴嚏、鼻塞等，尤其是夜間流鼻水也無法停止，因此無法成眠。

結膜炎的症狀則是眼睛癢、流淚，結膜發紅出血而無法外出。

其他還包括喉嚨的不舒服感，及全身的倦怠感等。

我們所接觸到的杉木花粉症患者較少，只有三十餘例。但還是得到了令人滿意的解決法。

圖13表示到花粉過敏成立為止，需要一〇〇的要因。但是，臨床上推測杉木花粉的感作力為五十要因，光是單獨的杉木花粉，不可能引起症狀。

到底何者發揮了作用呢？

成人和兒童一樣，每個月都攝取大量的植物油和蛋。因為西式食品的熱量較高，若沒有體力，便無法將食物充分利用或處理。

圖 13 杉木花粉症

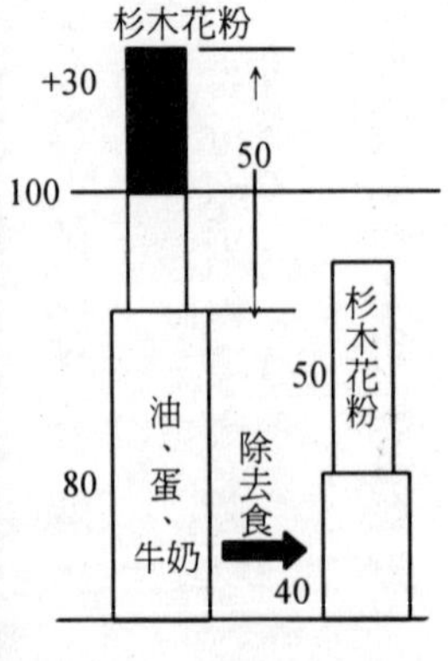

這個結果使成為食物過敏原的感作力增加，而複合損害降低了防止過敏的力量。因此使底限上升到八十。

到了春天，杉木花粉四處飛散，五十要因不斷地累積，終於超越了一〇〇，而多出的三十，便引起過敏症狀。

進行三大食品的第二階段除去法，可將底限減少到四十以下，那麼即使次年的杉木花粉累積了五十，也無法超越要因一〇〇，如此一來，就不會過敏反應。

如果進行除去食後，仍殘存輕度的過敏症狀，只要在發作時期使用安全的抗過敏劑就可以了。與前年相比，便能輕鬆度過。

抗過敏劑的用法，除了內服法以外，還有點眼法及噴鼻法，要和主治醫師商量後再使用。

本症常見於成人期，幼兒期較少。其理由就是一年當中杉木花粉只存在二個月，而這個感作的成立（損害的成立）至少需要花十～二十年的時間。

因此，本症不是過敏兒的煩惱，而是父母的煩惱。

體力減退的時期，會有急速增加的傾向。

以前說「厄運之年過了以後，要吃清淡的食物」，這些先人的寶貴教訓，至今仍適用。

斷奶中期·中等症的菜單·春天的作法

早餐

[煮鯛魚]

鍋中放入¼杯的水和酒，再加入調味料，煮滾之後將鯛魚放入煮十～十五分鐘，待其略微冷卻，將其扳開去除皮及骨頭。

[蔬菜湯]

①將洋蔥切成梳形，高麗葉切成短片，胡蘿蔔切成圓片。

②將菠菜用滾水煮過後，把水分瀝乾。

③高湯煮滾後將①放入，把蔬菜煮軟到用筷子能搗碎為止，用醬油調味。再加入②略煮。

[香蕉泥]

將香蕉去皮，用叉子的背部搗碎。因為會變成褐色，所以要吃時再做。

晚餐

[煮蔬菜和鮒仔魚]

①將胡蘿蔔、馬鈴薯切成厚圓片，芋頭浸泡在水中去除澀液。

②菠菜用滾水燙軟。

③用滾水把鮒仔魚略燙，去除多餘的鹽分，再瀝乾水分。

④把①放入高湯中煮二十～二十五分鐘，煮軟之後用砂糖和醬油調味，再加入菠菜與鮒仔魚略煮。

[墨魚丸子青菜湯]

①墨魚去皮，用菜刀切碎後，加入太白粉，捏成一個個小丸子。

②用滾水將青菜燙軟。

③將高湯弄熱後，把①放入，煮滾之後把火關小再煮十分鐘，熟了以後用醬油調味。

④將③放入器皿中，添上青菜。

↑參考4頁

斷奶中期、中等症的菜單·夏天的作法

早餐

[豆腐煮南瓜]

①將南瓜去皮，切成二～三公分的正方形。

②將南瓜放入高湯中，煮軟後加入砂糖和醬油來調味，再放入切成一口大小的豆腐，煮到入味為止。

③用½小匙的水調溶太白粉，倒入②中勾芡。

[麩煮菠菜]

①將麩浸泡在水中還原柔軟後，把水分擠乾。

②用滾水將菠菜燙過，並瀝乾水分。

③將高湯調味料放入鍋中，煮

滾之後將麩放入，煮到入味為止，再加入菠菜略煮。

［蜆味噌湯］

①將蜆洗過以去除表面污垢，和一定分量的水一起放入鍋中煮。

②等到蜆口張開後，再倒入味噌煮滾。

晚餐

［煮烏龍麵］

①將青江菜的葉尖切成小塊。

②胡蘿蔔、高麗菜、洋蔥切成粗絲。

③將②放入高湯中，煮軟後用醬油調味，再加入青江菜煮。

④烏龍麵用滾水燙軟之後，放入③中煮到入味為止。

⑤盛在盤中，再鋪上用熱水燙過的魩仔魚。

［烤白帶魚］

將一塊白帶魚切成二塊，撒上鹽後用鐵絲網烤。

［番茄］

將番茄去皮和籽後略切過。

斷奶中期以吸吮食物為主

斷奶期開始後一個月，若嬰兒已能巧妙吞嚥食物，就可以增加食物的硬度。在口中慢慢吸吮再吞下的時期，雖已經開始長牙，但還不會咀嚼食物，只好用舌頭來搗碎。因此，重點在於要把食物烹調為顆粒狀。魚肉要選擇較柔軟的，蔬菜要煮到軟為止。先用湯匙搗碎再餵食也不錯。

材料・1人份

春天的菜單

早餐 煮鯛魚
- 鯛魚——30g
- 酒——1小匙(5g)
- 砂糖——⅓小匙(1g)
- 醬油——⅓小匙(2g)

蔬菜湯
- 洋蔥、高麗菜、菠菜(葉片)——各15g
- 胡蘿蔔——5g
- 高湯——¼杯／醬油——½小匙(3g)

全粥(煮好後為80g)
- 米-1⅓大匙(16g)／水(米的5倍容量)-½杯

香蕉泥
- 香蕉——40g

點心 草莓泥
- 草莓——40g

晚餐 煮蔬菜和魩仔魚
- 魩仔魚——5g
- 馬鈴薯——30g
- 胡蘿蔔——15g
- 菠菜(葉片)——10g
- 高湯——½～¾杯
- 砂糖——⅔小匙(2g)
- 醬油——⅓小匙(2g)

墨魚丸子青菜湯
- {墨魚肉——30g
- {太白粉——少量
- 青菜(菠菜、茼蒿等)——15g
- 高湯——½杯
- 醬油——½小匙(3g)

全粥——80g

夏天的菜單

早餐 豆腐煮南瓜
- 豆腐——30g
- 南瓜——40g
- 高湯——½杯
- 砂糖——1小匙(3g)
- 醬油——⅓小匙(2g)
- 太白粉——⅓小匙(1g)

麩煮菠菜
- 烤麩——3～4個(2g)
- 菠菜(葉片)——30g
- 高湯——¼杯
- 砂糖——⅓小匙(1g)
- 醬油——少量

蜆味噌湯
- 蜆(帶殼)——75g
- 水——½杯
- 味噌——⅔小匙(4g)
- 全粥——80g
- 桃——40g

點心

橘子汁
- 橘子——⅓個(50g)

晚餐

煮烏龍麵
- 煮過的烏龍麵——⅓糰(70g)
- 魩仔魚——5g
- 青江菜(葉片)——2g
- 洋蔥——15g
- 胡蘿蔔、高麗菜——各10g
- 高湯——¾杯
- 醬油——1小匙(6g)

烤白帶魚
- 白帶魚——30g
- 鹽——¼迷你匙弱(0.2g)

番茄
- 番茄(完全成熟)——20g

斷奶後期・中等症的菜單・秋天的作法

↑參考6頁

早餐

[烤梭魚]

將乾梭魚切成三塊，用鐵絲網烤。注意不要烤太焦，否則會變硬。先搗碎再給予。

☆因為梭魚很難吃，故可選擇乾的鯡魚或鰈魚來代替。

[白菜煮胡蘿蔔]

①將白菜的枝葉分開，與纖維成直角橫切為短片狀。胡蘿蔔切成薄半月形。

②四季豆去莖，用滾水煮軟後，切成三公分的長度。

③將高湯弄熱，放入白菜的枝葉和胡蘿蔔一起煮。到胡蘿蔔軟了之後，再加入四季豆，用砂糖和醬油調味，煮到入味為止。

☆四季豆太大會很難吃，最好切碎。

午餐

[蝦丸菠菜湯]

①將蝦子去除泥腸切碎後，加上鹽、太白粉和高湯，捏成直徑二～三公分的丸子。

②菠菜用滾水燙軟後，切成三公分的長度。

③溫熱高湯後放入①，待其浮上來後，再加入菠菜，用鹽調味。

④太白粉用一倍的水調溶，勾芡後再加入奶油，然後關火。

☆剝好的蝦仁顏色鮮艷，其肉看起來有彈性是因為浸泡在鹽水中的關係，鹽分太高，絕對不要選擇。也可以用白肉魚或墨魚代替蝦子。

[綠醋拌水果]

①香蕉和蘋果切成厚一公分的長度，柑橘要去除罐頭汁。

②小黃瓜搗碎，用醋、砂糖和鹽調味，用來涼拌①。

☆蘋果要選擇果肉柔軟的紅玉、王林品種。如果還是難吃，就要去皮，再將果肉切薄一些。

晚餐

[地瓜粥]

①將甘藷厚皮削去，切成一公分的正方形，浸泡在水中去除色液。

②用七～十倍量的水和米一起放入鍋中煮，煮滾之後把火關小。二十分鐘後再加入①的甘藷，再用小火煮十五～二十分鐘。

[煮鯵魚花椰菜]

①去除鯵魚的黃鱗，拿掉鰓和內臟，將腹內洗淨。

②將四大匙水和酒、砂糖、醬油放入鍋中，煮滾後放入鯵魚，淋

上煮汁煮十五～二十分鐘。

③將花椰菜分成一小株一小株，用滾水煮軟後，再將②放入略煮過。

☆如果花椰菜難以下嚥，可以用湯匙搗碎後再吃。

[紅白蘿蔔味噌湯]

①將紅、白蘿蔔各自切成薄銀杏形，再用高湯煮軟。

②海帶芽浸泡還原，切成短條。

③紅、白蘿蔔煮軟之後，倒入海帶芽，再放入味噌，煮滾以後就把火關掉。

點心

[炒大麥粉飲料]

將砂糖混入大麥粉中放入杯子裡，再倒入$1/3$～$1/2$杯的滾水，充分調拌。待其略冷後再餵食。

粥的味道由鍋子來決定

當然要選擇能夠將米煮軟的鍋子，才能讓米從內部開始膨鬆，產生良好的口感。可以選用比較厚的鍋子來煮，若是用鋁鍋或不銹鋼鍋，等到米的中心煮熟後，周圍都早就煮爛，變成了一鍋糊粥。

材料・1人份

早餐 烤梭魚	1尾(30g)
白菜煮胡蘿蔔	
白菜	30g
胡蘿蔔、四季豆	各 10g
高湯	$1/4$杯
砂糖	$1/3$小匙(1g)
醬油	$1/3$小匙(2g)
全粥	80g
蘋果泥	
蘋果	50g
午餐 蝦丸菠菜湯	
蝦子(蝦仁)	40g
鹽	極少量
高湯	1 小匙
太白粉	$1/3$小匙(1g)
菠菜	20g
高湯	$1/2$杯
鹽	$1/2$迷你匙(0.5g)
太白粉	$1/3$小匙(1g)
奶油	$3/4$小匙(3g)
綠醋拌水果	
香蕉、蘋果、橘子(罐頭)	各 20g
小黃瓜	30g
醋	$2/5$小匙(2g)
砂糖	$1/3$小匙(1g)
鹽	極少量
麵包卷	1 個(30g)
果醬	$3/4$小匙弱(5g)
晚餐 地瓜粥	
精白米	1 $2/3$大匙(20g)
甘藷	50g
煮鰺魚花椰菜	
鰺魚	1 尾(40g)
酒	2 大匙(30g)
醬油	$1/2$小匙(3g)
砂糖	$2/3$小匙(2g)
花椰菜	15g
紅白蘿蔔味噌湯	
白蘿蔔	20g
紅蘿蔔	10g
乾海帶芽	0.5g
高湯	$1/4$杯
味噌	$3/4$小匙強(5g)
葡萄	50g
點心 炒大麥粉飲料	
大麥粉	10g
砂糖	1 小匙(3g)
煮栗子	
栗子	3 個(45g)

斷奶後期・中等症的菜單・冬天的作法

參考8頁

早餐

[自製香鬆]

①用木板拍鰈魚，至肉身柔軟為止。

②放在鐵絲網上用小火烤，待其略冷後放入塑膠袋中，再用木板拍打成粉狀，混入綠海苔粉。

☆如果沒有鰈魚，也可以加入小沙丁魚乾或蝦米剁碎，再將其炒乾或用微波爐加熱即可。

[煮紅白蘿蔔]

①將白蘿蔔的厚皮削掉，切成五～六公釐的半月形。紅蘿蔔也切成同樣厚度的圓片。

②將紅、白蘿蔔放入高湯中，煮軟之後用醬油和砂糖調味。

☆白蘿蔔接近脖子的部位，莖和苦味較少，嬰兒可用舌頭輕易地搗碎。

[豆腐芋頭味噌湯]

①豆腐切成厚四～五公釐的長方形、芋頭削去厚皮，切成圓片浸泡於水中。

②將芋頭放入高湯中，煮軟之後放入味噌，再加入豆腐、浸泡還原的海帶芽，然後煮滾。

☆也可以用馬鈴薯或甘藷代替芋頭。

午餐

[雞肉白菜煮烏龍麵]

①將烏龍麵用滾水燙過，把水分瀝乾。

②雞肉切成薄片。白菜切成短片形。花椰菜分為小株後煮軟。胡蘿蔔切成圓片，香菇切成薄片。

③將胡蘿蔔放入高湯中煮，煮軟之後加入白菜和香菇。等蔬菜熟了之後，再加入雞肉煮至變色後，用鹽、醬油調味。然後加入烏龍麵，煮到入味為止，便盛到器皿中，添上花椰菜。

☆也可以用菠菜或小油菜等青菜，代替花椰菜。

[煮黑鱸鮋]

①將黑鱸鮋的鱗片、鰓和內臟除去，洗淨腹內。

②將高湯、砂糖和醬油一起煮，煮滾之後放入黑鱸鮋，一邊淋煮汁，一邊煮十五～二十分鐘。

③把骨去除較容易吃，將魚肉搗碎盛入盤中，淋上煮汁。

☆使用新鮮的鱈魚和鰈魚等白肉魚，代替黑鱸鮋也不錯。

晚餐

[鯛魚生魚片]

將鯛魚切細盛入盤中，加上醬油，醬油用少量的高湯稀釋也不錯。

［牡蠣煎蛋］

①將牡蠣浸泡在鹽水中，要換幾次水直到水清澄為止，然後洗淨放在簍子裡，用滾水澆淋至肉縮起來後，瀝乾水分切細。

②將洋蔥、薑切碎混在牡蠣中。再加上麵粉、鹽、胡椒調拌。

③將不沾鍋加熱，用湯匙撈起②放入鍋中，煎到變色後撒上綠海苔粉，再翻過來撒上綠海苔粉，然後略煎即可。

④盛在盤子中直接吃，或是沾檸檬汁和少量醬油也不錯。

［煮菠菜胡蘿蔔］

①菠菜用滾水燙過，再切成三公分的長度。胡蘿蔔切成粗絲。

②將胡蘿蔔放入高湯中，煮軟之後放入砂糖和醬油調味，再加入菠菜煮到入味為止。

點心

［烤番薯］

作法和甜甘藷相同。這裡的形狀，是將番薯放入袋中擠所擠出來的。

材料・1人份

早餐 自製香鬆
- 乾鰈魚 ---------- 3g
- 綠海苔粉 ---------- 少量

煮紅白蘿蔔
- 白蘿蔔 ---------- 30g
- 紅蘿蔔 ---------- 10g
- 高湯 ---------- ¼杯
- 砂糖 ---------- ⅓小匙(1g)
- 醬油 ---------- ⅓小匙(2g)

豆腐芋頭味噌湯
- 豆腐・芋頭 ---------- 各30g
- 乾海帶芽 ---------- 0.5g
- 高湯 ---------- ¼杯
- 味噌 ---------- ¾小匙強(5g)

全粥(煮好之後130g)
- 米 ---------- 2大匙強(26g)
- 水(米的5倍量) ---------- ¾杯強

橘子 ---------- 1個(50g)

午餐 雞肉白菜煮烏龍麵
- 煮過的烏龍麵 ---------- ½糰(100g)
- 雞胸肉(去皮) ---------- 20g
- 白菜、花椰菜 ---------- 各20g
- 紅蘿蔔 ---------- 10g
- 新鮮香菇 ---------- 1小朵(5g)
- 高湯 ---------- ½杯
- 鹽 ---------- 少量
- 醬油 ---------- ½小匙(3g)

煮黑鱸鮋
- 黑鱸鮋 ---------- 30g
- 高湯 ---------- 4大匙
- 砂糖 ---------- ⅔小匙(2g)
- 醬油 ---------- ⅓小匙(2g)

晚餐 鯛魚生魚片
- 鯛魚(生食用) ---------- 30g
- 醬油 ---------- ½小匙(2g)

牡蠣煎蛋
- 牡蠣(牡蠣肉) ---------- 70g
- 洋蔥 ---------- 40g
- 薑 ---------- 少量
- 麵粉 ---------- 2小匙(6g)
- 鹽 ---------- 極少量
- 胡椒・綠海苔粉 ---------- 各少量

煮菠菜胡蘿蔔
- 菠菜 ---------- 40g
- 胡蘿蔔 ---------- 5g
- 高湯 ---------- ¼～½杯
- 砂糖 ---------- ⅓小匙(1g)
- 醬油 ---------- ⅓小匙(2g)

軟飯 ---------- 70g

點心 烤番薯
- 番薯 ---------- 50g
- 砂糖 ---------- 2小匙(6g)
- 牛乳 ---------- 1小匙(4g)
- 奶油 ---------- ½小匙(2g)
- 香草精・肉桂、米酒・低鹽醬油 ---------- 各少量

蘋果 ---------- 30g

授乳期母親的菜單作法

↑參考10頁

早餐

【納豆山芋】

①將納豆充分混合至產生黏性，用二分之一量的醬油和適量芥末調拌，盛入盤中。

②將山芋去皮切碎，加入醋和剩下的醬油調味，淋在納豆上，再撒上綠海苔粉。

【茼蒿拌芝麻】

①將茼蒿煮過，切成三～四公分的長度。

②將高湯和醬油調拌後加入芝麻，再涼拌茼蒿。

【紅味噌煮虎頭魚】

①將虎頭魚的鱗片刮掉。

②將牛蒡去皮，斜切成絲，再浸泡在水中去除澀液。

③放水和昆布、虎頭魚在鍋中，煮滾之後取出昆布，去除澀液，再把牛蒡放入。

④虎頭魚煮熟之後加入味噌，略為煮滾後撒上切成三公分的鴨兒芹，然後關火。

☆可在前一天晚上將魚烤過，早上用來煮味噌湯也不錯。

午餐

【南蠻漬鯵魚】

①將昆布略為洗過，橘子皮、蔥、紅辣椒放在鐵絲網上略烤。

②將醃漬的材料放入鍋中，煮滾之後再把①放入。

③去除鯵魚的黃鱗、內臟，用刀子在背面劃出痕跡後直接烤，烤好之後用醃汁醃漬。

【煮蕪菁】

①將蕪菁去皮，對半縱剖，和昆布一起放入水中煮軟為止。

②味噌、砂糖、高湯等一起調拌，用小火煮溶。

③放熱蕪菁在器皿中，並淋上②，再添上切絲的柚子皮。

【燻墨魚拌小黃瓜】

①墨魚淋上酒擱置一會兒。

②將小黃瓜切成薄圓片。蘘荷縱切成薄片，浸泡在水中。

③做成調和醋，來涼拌①與②。

【昆布茶烏龍麵】

將一杯高湯煮滾後，加入昆布茶並用鹽調味，再加入用滾水燙過的烏龍麵煮二～三分鐘。然後盛入器皿中，添上蔥花、蘿蔔苗、揉海苔。

晚餐

【蘿蔔飯】

①蘿蔔切成火柴棒狀，放入鍋中加酒和醬油炒煮到軟為止，再加

入仔魚，煮到入味為止。

②在飯中混入①，放入用大火煮的蒸籠中，蒸十二～十三分鐘後盛盤。

③蘿蔔葉用滾水燙過、切碎，和芝麻一起淋在②上。

[煎柚香鰤魚]

①將醃漬的材料調拌之後略為煮滾，待冷卻後加入柚子薄片。

②鰤魚用①醃漬三十分鐘，一邊塗抹醃汁一邊煎，然後放在舖好的蒿苣上，添上紅薑。

[紅白蘿蔔李子乾拌甜醋]

①將紅、白蘿蔔切成薄短片形，用鹽揉捏後瀝乾水分。

②李子乾用溫水浸泡還原後略切。黃菊放在加入少量醋(分量以外)的滾水中略煮，然後把水分瀝乾。

③調和醋做好後加上芝麻，來涼拌①和②。

[香菇煮雞肉]

①將雞肉切成一口的大小，灑上酒後擱置一會兒，再沾太白粉。

②將香菇去蒂，劃上切痕。鴨兒芹略煮後打結。

③放調味料於鍋中，煮滾之後加入雞肉，待其煮熟後取出。

④加一杯水在剩下的煮汁中煮，煮滾後放入香菇略煮。

⑤將③與④放入器皿中，再添上鴨兒芹。

點心

[烤蘋果]

①將蘋果切成厚銀杏形。

②在耐熱皿中塗上一層薄薄的奶油，依序放入麵包粉、蘋果、奶油、砂糖，最後再多撒一點麵包粉，放入烤箱烤三十分鐘。

材料・1人份

早餐 納豆山芋
- 納豆……20g
- 山芋……25g／醋……4/5小匙(4g)
- 醬油……2/3小匙(4g)／綠海苔粉……少量

茼蒿拌芝麻
- 茼蒿……70g／白芝麻……1小匙(3g)
- 高湯……1小匙強(6g)／醬油……1/3小匙(2g)

醃漬菜
- 米糠鹽漬小黃瓜……20g
- 米糠鹽漬紅蘿蔔……10g／米糠鹽漬海帶芽　少量

紅味噌煮虎頭魚
- 虎頭魚……1塊(30g)
- 牛蒡……15g／鴨兒芹……5g
- 昆布……3㎝／紅味噌……2小匙(12g)
- 飯……220g

午餐 南蠻漬鯵魚
- 鯵魚……1尾(75g)／葱……10g
- 昆布橘子皮、紅辣椒……各少量
- 醃汁 { 高湯……1小匙弱／醋……1小匙強(6g)
- 　　 { 米酒……2/3小匙(4g)／砂糖……2/3小匙(2g)
- 醬油……1/2小匙(3g)／鹽……1/2迷你匙(0.5g)

煮蕪菁
- 蕪菁……3~4個(150g)／昆布、柚子……各少量
- { 紅味噌……1 2/3小匙(10g)
- { 砂糖1大匙弱(8g)／高湯……2小匙

燻墨魚拌小黃瓜
- 燻墨魚……13g／酒……1小匙(5g)
- 小黃瓜……50g／香荷……10g
- { 醋……1/2大匙強(8g)
- { 鹽……少量／砂糖……1 1/4小匙(5g)

昆布茶烏龍麵
- 煮過的烏龍麵……1糰(200g)／葱……10g
- 蘿蔔苗……少量／高湯……1杯
- 昆布茶、鹽……各1/4小匙強(1.5g)
- 揉海苔、柚子皮……各少量

蘋果……1/2個(80g)

晚餐 蘿蔔飯
- 飯……200g
- 魩仔魚(曬乾的)……10g／蘿蔔……50g
- 蘿蔔葉……20g／白芝麻……1/2小匙(2g)
- 酒……1/2大匙強(8g)／醬油……1小匙(6g)

煎柚香鰤魚
- 鰤魚……1塊(70g)／柚子……1/4個
- 醃汁 { 醬油……2/3小匙(4g)／酒……4/5小匙(4g)
- 　　 { 米酒……1/3小匙(2g)／砂糖……1 1/3小匙(4g)
- 紅薑、蒿苣……各少量

紅白蘿蔔李子乾拌甜醋
- { 白蘿蔔……100g
- { 紅蘿蔔……10g／鹽……少量
- 李子乾……40g
- 黃菊……少量／白芝麻……1大匙強(10g)
- { 醋……1大匙(15g)／鹽……1/3迷你匙(0.3g)
- { 米酒、醬油……各1小匙(6g)

香菇煮雞肉
- { 雞胸肉……50g
- { 酒……4/5小匙(4g)／太白粉……1小匙(3g)
- 新鮮香菇……3朵(45g)／鴨兒芹……15g
- 酒……4/5小匙(4g)／醬油……2/3小匙(4g)
- 砂糖……2/3小匙(2g)／芥末……少量

橘子……1個(100g)

點心 芋頭　蒸芋頭……140g

烤蘋果
- 蘋果……小一個(150g)／麵包粉……1/4杯(10g)
- 紅糖……2大匙強(20g)／奶油……1大匙強(15g)

紅茶……適量／檸檬……一塊

幼兒期・中等症的菜單・春天的作法

⇧參考12頁

早餐

[鯛魚鬆]

①鯛魚加上少量的鹽，用滾水煮過之後，去除皮骨，把魚肉放在布上擦乾水分，用研缽碾碎。

②放入鍋中，加入調味料，用四～五根筷子一起攪拌炒煮。

③再放入研缽中碾碎，然後移到鍋中炒，並用鹽調味。

[麩煮豌豆片]

將高湯溫熱，用米酒和醬油調味，再放入浸泡還原的烤麩和煮過的豌豆略煮。

[鯛魚煮味噌]

①將鯛魚切成易吃的大小，用滾水燙過，再浸泡在冷水中清洗污垢。

②在鍋中放入二分之一杯強的水和昆布、鯛魚，用火煮滾後，把昆布撈出。去除澀液，煮十二～十五分後，再加入味噌略煮，然後撒上切成三～四公分的鴨兒芹。

午餐

[魚漢堡和煮馬鈴薯]

①將鰺魚切成三塊搗碎，加入其他材料調拌，分成二份做成橢圓形。

②將煎鍋中的油加熱後，放入①，將其兩面煎成金黃色，熟了以後倒入中濃度的調味醬，繼續煎到汁乾止後盛在盤中。

③馬鈴薯切成一口的大小，用鹽煮熟後倒掉煮汁，將水分去除，再撒上西洋芹。

[法式三明治]

①小黃瓜和紅蘿蔔切成薄圓片。萵苣撕成一口的大小。

②將醋、油、鹽調拌成調味醬，調拌①與其他的材料。

[肉丸子蔬菜湯]

①將絞肉和調味料一起調拌混合，捏成小丸子。

②洋蔥切成薄片，紅蘿蔔切成花形薄片。

③把②放入肉湯中，煮滾後加入肉丸子，去除澀液煮熟之後，用鹽調味。

[吐司配番茄醬]

①做好番茄醬。將番茄用熱水燙過後去皮，切成圓片，再去籽和多餘的水分後剁碎。

②鍋中放入①和檸檬汁、砂糖用小火煮。放入少量水煮成番茄醬來配吐司吃。

☆可以在盛產番茄的夏季做番茄醬，以供全年使用。

晚餐

[蒲燒鰻和甜醋漬花菜]

①將鰻魚放入蒸籠蒸三～四分鐘，直到表面變白為止。

②先把烤肉醬的材料做好。

③鐵絲網熱了之後，鋪上鰻魚烤，分二～三次塗抹烤肉醬。

材料・1人份

早餐鯛魚鬆
鯛魚------40g／砂糖--- ½大匙強(5g)
醬油--- ¾小匙強(5g)／鹽------少量
麩煮豌豆片
烤麩------3～4 個(3g)／豌豆片------30g
高湯----- ⅓杯／米酒、醬油--- 各⅔小匙(4g)
鯛魚煮味噌
鯛魚------30g
昆布------2g／紅味噌------2 小匙(12g)
鴨兒芹------少量
飯------150g／草莓------3 個(50g)

午餐魚漢堡和煮馬鈴薯
{鰺魚------40g／洋蔥屑------20g
太白粉----1 小匙(3g)／麵粉----⅔小匙(2g)
英國辣醬油------⅖小匙(2g)}
紅花油--- ¾小匙(3g)／中濃調味汁--¾大匙強(15g)
{馬鈴薯----60g／鹽------¼迷你匙弱(0.2g)
芹菜屑------少量}
法式三明治
小黃瓜------15g／紅蘿蔔、萵苣----- 各 5g
乾海帶芽------1g／八朔------30g
{醋------½大匙弱(7g)
紅花油----- ½大匙強(7g)／鹽----- ½迷你匙(0.5g)}
肉丸子蔬菜湯
{牛絞肉瘦肉------20g
鹽-----¼迷你匙弱(0.2g)／胡椒、太白粉-----各少量}
洋蔥------20g／紅蘿蔔------5g
肉湯------½杯／鹽------迷你匙(1g)
吐司配番茄醬
吐司麵包------1 片(60g)
{番茄------25g
砂糖---- 1½大匙強(15g)／檸檬汁---- 少量}

晚餐蒲燒鰻和甜醋漬花菜
鰻魚------50g
烤肉醬
{米酒、醬油------⅔小匙(4g)
酒------⅘小匙(4g)／砂糖------⅓小匙(1g)}
{花菜------30g／醋------⅗小匙(3g)
砂糖------⅔小匙(2g)／鹽------極少量}
芹菜屑------少量
燙菠菜
菠菜------30g
醬油------½小匙(3g)／高湯------少量
甘藷煮鳳梨
甘藷------80g
鳳梨(罐頭)------1 片(28g)
鳳梨罐頭汁------1⅓大匙
砂糖------1 ⅓小匙(4g)／鹽------極少量
文蛤湯
文蛤(連殼)------2 個(20g)／葛粉------少量
豆腐皮------少量
高湯------¾杯／鹽------1 迷你匙(1g)
醬油----- 1 迷你匙弱(1g)／酒------⅗小匙(3g)
櫻飯
米------70g／昆布------少量
鹽漬櫻花------25g／四季豆------13g
木耳------2g

點心臍橙------½個(100g)
紅梅羹(作法在 143 頁)
瓊膠----- ⅕條(1.6g)／水------½杯
砂糖------2 ⅓大匙(24g)
蘋果------35g／砂糖------1 小匙(3g)

④將花菜分成小株煮過，趁熱浸泡在用醋、砂醣、鹽調拌成的醃汁中，直到冷卻入味為止。

⑤將鰻魚切成一口的大小，盛入盤中，再添上④的甜醋漬花菜，撒上芹菜屑。

[燙菠菜]

與一四七頁燙菠菜的作法相同。

[甘藷煮鳳梨]

①甘藷去皮，切成厚一．五公分的半圓形，浸泡在水中，然後再煮，煮硬之後把煮汁倒掉。

②加入罐頭汁和浸泡甘藷的水，煮滾之後，加入砂糖，改用小火煮。

③甘藷煮軟後，放入用菜刀劃過的鳳梨，再加上鹽略煮，然後關火，將其擱置一旁，直到冷卻入味為止。

[文蛤湯]

①將文蛤殼充分洗淨後，把肉取出，洗掉沙子切成薄片，再沾上葛粉。

②在滾水中放入①的肉和一片殼煮，在器皿中放上殼，再將肉放入。

③將高湯溫熱調味，加入豆腐皮略煮，倒入②，也可以添上木芽。

[櫻飯]

①將米洗淨，用昆布高湯煮。

②櫻花洗淨切碎，四季豆煮過後切絲。木耳浸泡還原後，用滾水煮過切絲。以上與①混合。

幼兒期・中等症的菜單・夏天的作法

↑參考14頁

早餐

[章魚煮蘿蔔]

①章魚切成小塊。蘿蔔切成厚一公分的半月形。

②和水一起放入鍋中，再放入醬油以外的調味料煮四十~六十分鐘，再加入醬油煮五~六分鐘，然後放在一旁冷卻，使其入味。

☆前一天多做一點，當成常備菜。

[蒸煮茄子]

①將茄子剖成4半，浸泡在水中，然後撈起放在蒸籠裡，用大火蒸過之後，切成薄片。

②米酒和醬油、高湯調拌後略煮再放入①直到入味為止，然後盛在器皿中，撒上柴魚片。

[山藥汁]

將山芋去皮碾碎，再加入高湯和醬油後碾碎，盛在盤中，撒上綠海苔粉。

午餐

[五目涼麵]

①涼麵用大量的水煮過之後，將水分瀝乾。

②雞胸肉去筋，煮過之後撕成細絲。

③蝦子去除泥腸，煮過之後把殼剝掉。小黃瓜切絲。

④香菇浸泡過以後，用浸泡汁和調味料一起煮，冷卻之後切絲。

⑤利用蘸汁將材料煮過之後，待其冷卻。

⑥將涼麵放入器皿中，撒上②~④。再用切成圓片的番茄裝飾，添上蘸汁。

[煮南瓜]

①南瓜去皮，切成三~四公分的正方形，放入鍋中，加入大量的水和柴魚片一起煮。

②等到煮汁剩下一半以後，加入調味料，再煮到南瓜柔軟為止。

[高麗菜、海帶芽拌芝麻醋]

①高麗菜煮過後切成短片。紅蘿蔔切成較細的短片後再煮過。海帶芽浸泡還原，用滾水煮過切碎。

②將芝麻充分磨碎後，加入調味料調溶，再和①調拌。

晚餐

[洗鱸魚]

①鱸魚切成薄片，放入冰水中洗過後，把水分瀝乾。

②小黃瓜斜切成絲，混合洗過的髮菜，與①調拌後，沾檸檬醬油吃。

[煎雞塊]

①馬鈴薯煮過趁熱搗碎。

②洋蔥切碎，用少量油炒，再加入絞肉，撒上鹽、胡椒繼續炒。

③在另外的鍋中，放入奶油炒麵粉，再加入牛乳和肉湯調拌後加入②，然後用鹽調味，待其冷卻。

④③中混入馬鈴薯，切成一口大的小圓形，撒上麵粉，放入倒了剩下之油的不沾鍋中，兩面都要煎，煎好後盛在盤上。

⑤番茄醬和調味醬混合，淋上後添上高麗菜絲和萵苣。

[煮蔬菜]

①萵苣連心一起切成梳形。青豆略燙過。洋蔥較大者對半切開。

②將①放入鍋中，加入大量水與調味料、荷蘭芹，用火煮滾之後，上下翻面用小火煮，並蓋上蓋子，煮到汁乾為止。

點心

[橘子冰糕]

①明膠用分量的水浸泡。

②砂糖放入滾水中煮溶，再加入①溶合，然後再加入橘子汁和水調拌。

③倒入模型中，放在冰箱冷卻凝固之後，用湯匙混合，反覆二～三次，使其變硬。

一四一頁點心的作法

[紅梅羹]

①瓊膠撕碎，浸泡在水中還原後，擠乾水分，用分量的水煮溶，加入砂糖煮到剩½量為止。

②蘋果連皮削成薄片，加入砂糖和大量的水，煮到水乾為止。將其搗碎加入①，倒入模型中冷卻凝固，做成梅花型。

材料・1人份

早餐 章魚煮蘿蔔

煮過的章魚------50g／白蘿蔔--------------30g
酒--------4/5小匙(4g)／米酒-------1/3小匙(2g)
砂糖-----1/3小匙(1g)／醬油--------2/3小匙(4g)

蒸煮茄子

茄子---100g／米酒、醬油各--3/4小匙強(5g)
高湯--------3/5小匙(3g)／柴魚---------------0.5g

山藥汁

山芋-------------35g／高湯-------------------½杯
醬油----------1小匙(6g)／綠海苔粉-------少量
飯---150g
葡萄---50g

午餐 五目涼麵

涼麵-------------60g／雞胸肉------------------30g
蝦-----4小尾(20g)／小黃瓜、番茄----各10g
{乾香菇-----------------------------------1朵(2g)
{砂糖------1小匙(3g)／醬油------1/3小匙(2g)

麵汁

{高湯------1 1/3大匙／砂糖---------1/3小匙(1g)
{米酒---2/3小匙(4g)／醬油---1大匙強(10g)

煮南瓜

南瓜---------100g／砂糖-------------1小匙(3g)
醬油-------------------------------------2/3小匙(4g)
柴魚片---2g

高麗菜、海帶芽拌芝麻醋

高麗菜--------40g／紅蘿蔔---------------------5g
乾海帶芽------1g／白芝麻----------1小匙(3g)
{醋-----------------------------------½大匙弱(7g)
{砂糖------1/3小匙(4g)／鹽-----極少量(0.1g)

晚餐 洗鱸魚

鱸魚(生食用)----30g／紅髮菜---------------5g
小黃瓜-------------10g／梳形檸檬----------1塊
醬油--------------------------------------½小匙(3g)

煎雞塊

馬鈴薯-----------------------------------1個(10g)
雞絞肉、洋蔥-------------------------------各20g
純菜籽油--3/4小匙(3g)／鹽--½迷你匙(0.5g)
胡椒、麵粉----------------------------------各少量
{奶油----1 1/4小匙(5g)／麵粉----2小匙(6g)
{牛乳--------1/4杯(50g)／雞湯-----------2/5杯
{番茄醬-----------------------------½大匙強(10g)
{英國辣醬油-------------------------3/5小匙(3g)
高麗菜---15g
萵苣---5g

煮蔬菜

萵苣-----------60g／青豆・小洋蔥------各30g
奶油-----1 1/4小匙(5g)／鹽----½迷你匙(0.5g)
砂糖------1/3小匙(1g)／荷蘭芹-----------少量
飯---110g
鳳梨(新鮮)---------------------------------------100g
砂糖------1 1/4小匙(5g)／檸檬汁----------少量

點心 桃子------------------------------------½個(100g)
櫻桃(罐頭)--------------------------------------1個

橘子冰糕

{明膠粉------------------------------1/3小匙(1g)
{水---------------------------------------1 1/5小匙
橘子汁・水----------------------------------各2大匙
砂糖------1大匙強(10g)／滾水-------1 1/3大匙

幼兒期・重症的菜單・秋天的作法

↑參考16頁

早餐

[拌納豆]

紅蘿蔔和蘋果各自磨碎，略為瀝乾水分，和納豆一起調拌，盛入盤中撒上柴魚片。放在餐桌上，沾醬油吃。

[芋頭煮竹輪]

①芋頭切成四～六塊，竹輪斜切成圓片。

②將①放入高湯中，煮滾後加入調味料，直到芋頭軟了為止。

☆可以用馬鈴薯代替芋頭。

[炒煮小魚乾]

小魚乾放入鍋中略炒，出現香氣後，再加入切成小段的蔥和醬油略炒。

☆如果覺得蔥比較辣，可以用青菜代替。

午餐

[牡蠣煮番茄配花菜]

①牡蠣洗淨瀝乾水分。洋蔥切成薄片。

②鍋中放入½杯的水和酒、肉桂、煮滾之後加入牡蠣，直到肉膨脹為止，放在簍子裡，淋上檸檬汁，煮汁過濾備用。

③牡蠣沾麵粉，用不沾鍋煎成較淡的黃色後取出。

④在煎鍋中放入洋蔥和②的煮汁，煮到洋蔥熟透為止，再放入番茄醬、調味醬和醬油，加入牡蠣，炒到入味為止。

⑤花菜分為小株。撒上芹菜屑。

[水果沙拉]

①香蕉切成圓片，灑上檸檬汁。橘子去皮，切成圓片。萵苣切絲。

②番茄去皮籽後切碎，用醋、鹽、砂糖調拌。

③在盤中鋪上萵苣，放入香蕉和橘子，再淋上②的番茄調味醬。

晚餐

[香菇飯]

①將米和麥混合，在煮前一小時洗淨，放在簍子裡瀝乾。

②香菇去蒂，切成薄片。魚板和紅蘿蔔各切成三公分的粗絲。

③在鍋中放入分量的高湯和米麥，加入調味料略為調拌，鋪上②的菜碼，照普通的方式煮。

④盛在盤上，撒上揉海苔。

☆可以利用玉蕈或金菇等代替香菇。

[墨魚絲]

①墨魚去皮切細。

材料・1人份

早餐 拌納豆
- 納豆 ---10g／紅蘿蔔・蘋果 --- 各5g
- 醬油 ---⅓小匙(2g)／柴魚粉 --- 少量

芋頭煮竹輪
- 芋頭 --- 70g
- 竹輪 --- 15g／高湯 --- ⅖杯
- 砂糖 --- ⅔小匙(2g)／醬油 --- ½小匙(3g)

炒煮小魚乾
- 小魚乾 --- 8g
- 蔥 --- 30g／醬油 --- ½小匙(3g)

麥飯
- 米 --- 30g／強化麥 --- 15g

梨 --- 70g

午餐 牡蠣煮番茄配花菜
- 牡蠣 --- 70g
- 肉桂 --- 少量／酒 --- 1⅕小匙(6g)
- 檸檬汁 --- ⅛個分／麵 --- 1¼大匙(10g)
- 洋蔥 --- 20g／番茄醬 --- 1大匙(18g)
- 英國辣醬油 --- ⅕小匙(1g)／醬油 --- ¼小匙(1.5g)
- 花菜 --- 30g／荷蘭芹 --- 少量

水果沙拉
- 香蕉 --- 100g
- 檸檬汁 --- 1小匙
- 橘子 --- 40g
- 萵苣 --- 15g
- 番茄 --- 15g／醋 --- 1小匙(5g)
- 鹽 --- ⅓迷你匙(0.3g)／砂糖 --- ⅔小匙(2g)

吐司麵包 --- 60g
小藍莓醬 --- 1大匙(22g)

晚餐 香菇飯
- 米 --- 50g 強化麥 --- 20g
- 新鮮香菇 --- 1～2朵(20g)／烤魚板 --- 15g
- 紅蘿蔔 --- 8g／高湯 --- ⅗杯
- 醬油 --- 1小匙(6g)／酒 --- ⅘小匙(4g)

墨魚絲
- 墨魚(生魚片用) --- 20g／小黃瓜、髮菜(鹽藏) --- 各5g
- 醬油 --- ⅓小匙(2g)
- 檸檬汁 --- 1小匙

照燒霸魚
- 霸魚 --- 1塊(50g)

醃汁
- 醬油 --- ½小匙(3g)
- 米酒 --- ⅓小匙(2g)／砂糖 --- ⅓小匙(1g)
- 白蘿蔔 --- 20g

什錦湯
- 豆腐、甘藷 --- 各30g
- 牛蒡、紅蘿蔔 --- 各10g／蔥 --- 5g
- 高湯 --- ⅗杯強／味噌 --- ⅘大匙(15g)

柿子 --- 60g

點心 橘子 --- 大1個(100g)

黃豆粉點心
- 黃豆粉 --- 2大匙強(20g)
- 砂糖 --- 1大匙強(10g)／鹽 --- 少量
- 水飴 --- 1大匙弱(20g)／砂糖 1 --- ¼小匙(5g)

②小黃瓜切絲，浸泡在水中。髮菜清洗掉鹽分，切成適當的大小，與小黃瓜混合，添上①後盛入盤中沾檸檬醬油吃。

[照燒霸魚]

①將醃汁材料混合醃漬霸魚，經常翻轉，醃三十~四十分以上使其入味。

②放在鐵絲網上烤，烤好後盛入盤中，添上蘿蔔泥。

[什錦湯]

①豆腐的水分略為擠乾。

②甘藷切成銀杏形浸泡在水中。牛蒡切成薄圓片，浸泡在水中去除澀液。紅蘿蔔也切成薄圓片。

③將②的蔬菜放入高湯中煮軟之後，把豆腐略為扳開放入，倒入味噌。煮滾之後，撒上小段的蔥，然後關火。

點心

[黃豆粉點心]

①在大碗中放入黃豆粉、砂糖和鹽，充分調拌。

②鍋中放入水飴，加入少量水煮溶。將①慢慢放入混合。加點水煮成漂亮的形狀。

③煮成個人喜歡的形狀，撒上砂糖。

☆使用市售品也可以。

幼兒期・重症的菜單・冬天的作法

↑參考18頁

早餐

[烤柳葉魚]

將柳葉魚放在鐵絲網上烤，添上蘿蔔泥。

[馬鈴薯煮洋蔥]

①馬鈴薯縱剖成二～四個，浸泡在水中。洋蔥切成四～六塊。豌豆片用滾水煮過。

②鍋中放入高湯和馬鈴薯，煮滾後用中火煮三～四分，加入調味料和洋蔥，煮十二～十三分，再加入豌豆片。

[海帶芽拌魩仔魚]

乾海帶芽用手揉細。魩仔魚略炒。以上和芝麻混合，撒在飯上。

[白菜蔥味噌湯]

①白菜略切。蔥斜切成圓形。

②白菜放入高湯中煮熟之後，加入蔥及味噌，略煮之後關火。

午餐

[鍋燒烏龍麵]

①去除蝦子的泥腸及殼，留下尾端一截。魚板切成薄片。香菇去蒂切成四半。青江菜切成三公分的長度。

②調味料和高湯放入鍋中煮滾之後，加入烏龍麵、蝦、香菇、青江菜、一邊撈出澀液，一邊煮到材料熟了為止，再加入魚板，然後關火。

[白醋拌水果]

①將豆腐放在水中煮，然後撈起放在布上，瀝乾水分。

②將①放入研缽中，加入調味料磨碎。

③水果切成小塊，與②調拌。

晚餐

[牡蠣飯]

①將米、麥在煮的一小時前洗淨，放在簍子裡瀝乾。

②牡蠣用薄鹽水略洗，放在簍子裡瀝乾水分。

③鍋中加入酒和醬油，煮滾之後加入牡蠣煮一分鐘，然後撈出牡蠣，過濾煮汁。

④將米麥放入飯鍋，加入牡蠣煮汁和水成米的二倍量，按下開關，煮滾之後，放入牡蠣，照平常方式煮。

⑤放在器皿中，撒上青蔥薄片。

[烤鯛魚]

用½量的鹽和酒醃漬鯛魚，然後瀝乾水分，撒上剩餘的鹽，用鐵絲網烤。

[煮根菜]

①將蔬菜全切成小塊，蓮藕、牛蒡浸泡在水中，蘿蔔以外的要事先略煮。

②鍋中放入蔬菜、高湯，用中火煮十分鐘，再加入調味料，煮十～十五分鐘，直到汁乾為止。

[燙菠菜]

①菠菜用滾水燙過，瀝乾水分，切成三公分的長度。

②用高湯和醬油涼拌①，盛入盤中時撒些柴魚片。

[煮蘋果]

蘋果切成四半，去皮和種籽，放入鍋中，加上砂糖、檸檬、四分之一杯水，蓋上紙蓋用小火煮三十分鐘，直到蘋果熟透為止。

點心

[馬鈴薯椿葉饅頭]

①馬鈴薯蒸熟後，趁熱搗碎，混入砂糖和鹽。

②分成二個，一邊用少量紅顏料著色。將紅、白馬鈴薯各自用布包住，做成饅頭形，中間黏上柚子皮絲，看起來就好像花蕊一樣。如果有椿葉，也可以加上去。

[南瓜麵包]

①南瓜連皮一起蒸，用湯匙挖出內容物、去皮，趁熱用湯匙背搗碎。

②①中放入砂糖、鹽、水調拌，然後再加入篩過的麵粉和發粉混合。

③放入冒蒸氣的蒸籠中蒸二十分鐘，然後用竹籤刺，如果竹籤沒有沾到任何東西，就可以了。將其取出後擱置一會兒，略為冷卻。

材料・1人份

早餐 烤柳葉魚
- 柳葉魚(乾鹽)2尾(30g)／蘿蔔 …… 20g

馬鈴薯煮洋蔥
- 馬鈴薯 …… 70g
- 洋蔥 …… 40g／豌豆片 …… 5g
- 高湯 …… ½杯／酒 …… ⅗小匙(3g)
- 砂糖 …… 1小匙(3g)／醬油 …… ¾小匙強(5g)

海帶芽拌魩仔魚
- 乾海帶芽 …… 2g
- 魩仔魚(乾) …… 5g／白芝麻 …… ⅔小匙(2g)

白菜蔥味噌湯
- 白菜 …… 40g／蔥 …… 10g
- 高湯 …… ⅗杯／味噌 …… ⅔大匙(12g)

麥飯
- 米 …… 30g／強化麥 …… 15g

午餐 鍋燒烏龍麵
- 煮過的烏龍麵 …… 1糰弱(150g)
- 蝦 …… 小3～4尾(30g)
- 烤魚板 …… 20g／青江菜 …… 30g
- 新鮮香菇 …… 1朵(15g)／高湯 …… ¾杯
- 米酒 …… ⅔小匙(4g)
- 低鹽醬油 …… ½大匙強(10g)

白醋拌水果
- 蘋果、柿子 …… 各20g／鳳梨(罐頭) …… 15g
- 豆腐 …… 30g／醋 …… 2小匙(10g)
- 砂糖 …… 2小匙(6g)／鹽 …… ⅘迷你匙(0.8g)

晚餐 牡蠣飯
- 米 …… 50g／強化麥 …… 20g
- 牡蠣 …… 50g／酒 …… 1小匙強(6g)
- 低鹽醬油 …… 1小匙(6g)／青蔥 …… 5g

烤鯛魚
- 鯛魚 …… 1塊(50g)／鹽 …… ⅕迷你匙(0.2g)
- 酒 …… ⅖小匙(2g)／荷蘭芹 …… 少量

煮根菜
- 蓮藕、紅蘿蔔、牛蒡 …… 各10g
- 芋頭 …… 30g／白蘿蔔 …… 20g
- 高湯 …… ⅖杯／砂糖 …… 1小匙(3g)
- 醬油 …… ¾小匙強(5g)

燙菠菜
- 菠菜 …… 50g
- 醬油 …… ½小匙(3g)
- 高湯 …… 1小匙
- 柴魚片 …… 少量

煮蘋果
- 蘋果 …… 90g／砂糖 …… 1½大匙強(15g)
- 薄片檸檬 …… 1片

點心 馬鈴薯椿葉饅頭
- 馬鈴薯 …… 80g
- 砂糖 …… 2大匙(18g)
- 鹽、紅色食用顏料、柚子皮 …… 各少量

南瓜麵包
- 南瓜 …… 20g
- 低筋麵粉 …… ⅓杯(30g)
- 發粉 …… ⅓小匙(1g)
- 砂糖、鹽 …… 各少量
- 水 …… 1大匙

學童期‧中等症的菜單‧春天的作法

早餐

[甜煮鶯豆]

①將綠豌豆洗淨，浸泡在三倍量的水中擱置一晚。

②第二天將浸泡汁連豆子一起放入鍋中，用大火煮滾之後，把火關小煮三～四分鐘，倒掉煮汁。再加入三倍量的水，煮滾之後把火關小繼續煮。

③豆子軟了以後，加入砂糖煮十～十五分鐘，放入鹽直到煮汁乾了為止。

[味噌小魚乾]

①將油倒入鍋中，熱了以後放入小魚乾，用小火耐心地炒乾之後，加入味噌、米酒、酒混合炒煮。

②味噌放入小魚乾中，略炒之後加入柴魚粉和芝麻混合。

[甜醋漬花菜]

花菜分成小株，趁熱用甜醋醃漬，擱置一會兒。

[蛤仔味噌湯]

待蛤仔吐沙後，和水一起放入鍋中煮，煮滾之後一邊撈出澀液一邊煮，直到蛤仔的口張開後，倒入味噌再煮一會兒。

[海帶芽飯]

海帶芽用滾水燙過，切成一口的大小，混入熱飯中，用鹽調味。

午餐

[火鍋]

①雞肉丸子、蔥切成小口，與其他的材料調拌後，捏成一口的大小。

②白菜切成長四公分的圓片，紅蘿蔔、竹筍切成薄片，茼蒿摘掉葉子。玉蕈分為小株。

↑參考20頁

③湯煮滾後，放入肉丸子、蟹、薄片薑，煮滾後撈除澀液再煮。色液撈完後，用醬油調味，再加入②煮熟。

[印地安小餡餅]

①較大的蝦切成二～三塊，洋蔥和香菇切成薄片。

②Ⓐ的麵粉和太白粉、咖哩粉一起篩過，再加上其他的材料混合後加入①。

③將不沾鍋加熱，用勺子把②一勺一勺的放入鍋中，煎到兩面呈金黃色為止。

晚餐

[五目飯]

①雞肉和牛蒡、紅蘿蔔、香菇切絲，牛蒡用水浸泡，去除澀液。

②米加入水或高湯，再加上調味料略為調拌，將菜碼撒在上面，

按普通方式煮。

③四季豆煮過後，斜切成薄片，撒在煮好的飯上。

[甜煮竹筍魚卵巢]

①將竹筍根部切成厚一・五公分的圓片形或半月形，前端對半縱剖。

②用滾水淋魚卵巢，再切成一口的大小。

③放竹筍在鍋中，加入水、柴魚粉後蓋上蓋子，煮滾之後關小火，再加入砂糖和米酒煮五～六分鐘。

④放入魚卵巢，加上醬油，再用小火煮到煮汁剩1/3為止。

[茼蒿拌芝麻]

①去除茼蒿的粗莖，用滾水煮過後切成二公分的長度。

②將芝麻充分磨碎，加入高湯和醬油調拌，用來涼拌茼蒿。

[什錦湯]

①將高湯加熱，放入調味料擱置一旁。

②馬鈴薯去皮搗碎放入①，煮滾之後加入切成條狀的豆腐，再加入金菇，最後放入切碎的鴨兒芹。

點心

[櫻餅]

①將分量的水一點點地加入糯米中調拌，再加入砂糖充分混合，然後加入篩過的麵粉及食用紅色顏料，完全混合。

②煎鍋中的油弄熱後，把①倒入，一次要倒入二大匙的分量，攤成橢圓形，熟透後翻面略煎。

③餡要加砂糖，用小火調溶後分成二等分，用②的皮一個個包住上面，蓋上櫻葉。

材料・1人份

早餐 甜煮鶯豆

青豌豆(乾燥) ---------- ⅓杯弱(40g)
砂糖 ---------- 1大匙強(10g)
鹽 ---------- ½迷你匙(0.5g)

味噌小魚乾

小魚乾 ---------- 5g／純菜籽油 ---------- ¾小匙(3g)
紅味噌 ---------- ¾小匙強(5g)／米酒 ---------- ½小匙(3g)
酒 ---------- ⅗小匙(3g)／柴魚粉、白芝麻 -- 各少量

甜醋漬花菜

花菜 ---------- 40g

甜醋

{醋 ---------- 1小匙(5g)
砂糖 ---------- 1小匙(3g)／鹽 - ¾迷你匙強(0.4g)}

蛤仔味噌湯

蛤仔(連殼) ---------- 80g
水 ---------- ⅓杯／味噌 ---------- ½大匙強(10g)

海帶芽飯

飯 ---------- 165g
新鮮海帶芽 -- 50g／鹽 ---------- 1迷你匙(1g)

午餐 火鍋

蟹 ---------- 小½隻(40g)

雞肉丸子

{雞絞肉 ---------- 40g
蛋 ---------- 5g
太白粉 ---------- 1¼小匙(4g)
鹽 ---------- ⅓迷你匙(0.3g)
酒 ---------- ⅖小匙(2g)／青蔥 ---------- 少量}

白菜 ---------- 50g／紅蘿蔔 ---------- 15g
竹筍 ---------- 15g／茼蒿 ---------- 10g
玉蕈 ---------- 25g／薄片薑 ---------- 少量
低鹽醬油 ---------- 1小匙(6g)

印地安小餡餅

蝦仁 ---------- 50g／洋蔥 ---------- 30g
新鮮香菇 ---------- 1朵(10g)

Ⓐ {麵粉 ---------- ⅓杯(30g)
太白粉 ---------- 1大匙強(10g)
咖哩粉 ---------- 少量／鹽 ---------- ½迷你匙(0.5g)
牛乳 ---------- 3大匙(40g)}

醬油 ---------- ¾小匙強(5g)／萵苣 ---------- 10g
飯 ---------- 110g

晚餐

五目飯

米 ---------- 75g／雞胸肉(去皮) ---------- 25g
牛蒡、紅蘿蔔、新鮮香菇 ---------- 各15g
四季豆 ---------- 3g
酒 ---------- 1小匙(5g)／醬油 ---------- ½小匙(3g)
鹽 ---------- ¾迷你匙強(0.8g)

甜煮竹筍魚卵巢

煮竹筍 ---------- 70g
魚卵巢(鯛魚、鱈魚卵巢) ---------- 50g
砂糖 ---------- 1¼小匙(4g)／米酒 ---------- ⅓小匙(2g)
醬油 ---------- 1小匙(6g)／柴魚粉 ---------- 少量

茼蒿拌芝麻

茼蒿 ---------- 60g／白芝麻 ---------- 1小匙(3g)
高湯 ---------- 1小匙～½大匙／醬油 ---------- ½小匙(3g)

什錦湯

馬鈴薯 ---------- 40g／豆腐 ---------- 50g
金菇 ---------- 20g／鴨兒芹 ---------- 5g
高湯 ---------- ⅗杯／米酒 ---------- ⅓小匙(2g)
鹽 ---------- 1迷你匙(1g)／醬油 ---------- ½小匙(3g)

水果

奇異果 ---------- ½個(50g)／草莓 ---------- 2個(30g)

點心 櫻餅

麵粉 ---------- 1¼大匙(10g)／糯米粉 ---------- 1¼匙(4g)
砂糖 ---------- 1小匙(3g)／米 ---------- 1⅓大匙
食用紅色色素、油 ---------- 各少量

{豆沙餡 ---------- 40g
砂糖 ---------- 1⅔大匙(15g)}

鹽漬櫻葉 ---------- 2片
草莓 ---------- 100g

學童期・中等症的菜單・夏天的作法

參考22頁

早餐

[涼拌豆腐]

豆腐盛入盤中，鋪上薄片蔥及柴魚片，沾醬油吃。

[章魚拌綠醋]

①章魚切成一口的大小，盛入盤中。

②將小黃瓜磨碎，放在簍子裡瀝乾水分。

③將土佐醋的材料放入鍋中，煮滾之後用布過濾，待其冷卻後加入②涼拌，淋上①，再添上紅薑絲。

[馬鈴薯洋蔥味噌湯]

①將馬鈴薯、洋蔥切成厚五～六公分的半月形，馬鈴薯浸潤在水中，豌豆片用滾水煮過。

②高湯中加入馬鈴薯和洋蔥，煮熟之後倒入味噌、豌豆片略煮。

午餐

[五目萵苣]

①將萵苣切成寬一公分的塊狀，浸泡在水中產生爽脆的口感後，把水分瀝乾。

②把豬肉和竹筍、香菇、青椒切細。

③事先調好調味料。

④鍋中的油熱了之後炒薑，依序加入青椒、香菇、竹筍、蔥一起炒，最後加入豬肉炒拌。然後加入調味，煮滾之後加入用一倍量的水調溶的太白粉勾芡。

⑤將萵苣鋪在器皿中，然後放入④。

[醬油漬蜆]

①蒜切成薄片，紅辣椒去籽和砂糖、醋、水、酒、醬油一起調拌。

②蜆吐沙後放入鍋中，加滿水煮滾到蜆口開了之後，瀝乾水分，放入①擱置半天～一天使其入味。

☆可按照個人喜好，用薄片薑代替蒜和辣椒。

[南瓜煮檸檬]

①將南瓜切成厚一公分的梳形，擺入鍋中，在其上面放檸檬，加入水、砂糖及鹽，用紙或鋁箔蓋住至煮軟為止。

②最後，拿掉蓋子使汁蒸發後，再煮到煮汁乾為止。

晚餐

[木地燒豬肉]

①豬肉切成一口的大小，用醬油、酒、橙汁調成醃汁醃十五分鐘。

②瀝乾汁液後，放在鐵絲網上烤，注意兩面都要烤。

③盛入盤中後，添上萵苣和梳形的番茄及荷蘭芹。

【蒸文蛤】

待文蛤吐沙後，將殼和殼摩擦搓洗，放入鍋中加入少量的水，蓋上蓋子蒸煮到文蛤口開為止。

☆也可用蛤仔代替文蛤。

【田舍煮茄子】

①將乾蝦洗淨，浸泡在½杯的水中一小時，使其還原。

②將茄子對半縱剖，在皮上劃痕，浸泡在水中去除澀液，略微擰乾水分。

③把①的蝦子和浸泡汁一起煮滾之後，加入醬油和砂糖，茄子，蓋上蓋子煮到入味為止。

【醋拌小黃瓜小魚】

①小黃瓜切成薄圓片，撒上鹽擱置一旁直到軟為止，把水分擠乾。青紫蘇切絲，用鹽揉搓。

②小魚用滾水澆淋後，瀝乾水分。

③將烤麩浸泡在水中還原，然後擠乾水分。海帶芽浸泡還原後，切成欲吃的大小。

④將醋、醬油、砂糖、鹽調拌混合，涼拌①～③。

點心

【甜煮青梅】

①選擇未成熟的青梅，將表面充分洗淨後用竹籤戳洞，以水浸泡一晚，去除酸味。

②瀝乾水分後，放入大量的水煮，煮軟後撈出瀝乾。

③砂糖用少量的水調溶，放入青梅，蓋上紙蓋用小火煮。

材料・1人份

早餐 涼拌豆腐
豆腐……100g
蔥、柴魚片……各少量／醬油……½小匙(3g)

章魚拌綠醋
煮過的章魚……40g／小黃瓜……50g

土佐醋
醋……$\frac{4}{5}$大匙(12g)／米酒……$\frac{1}{3}$小匙(2g)
砂糖……$\frac{1}{2}$小匙弱(1.2g)／鹽 $\frac{1}{3}$迷你匙(0.3g)
醬油……1～2滴／柴魚片 1大匙強(1g)

紅薑……少量

馬鈴薯洋蔥味噌湯
馬鈴薯……50g
洋蔥……30g／豌豆片……5g
高湯……$\frac{3}{5}$杯／味噌……$\frac{4}{5}$大匙強(15g)

飯……165g

午餐
五目萵苣
萵苣……40g／豬肉……40g
煮過的竹筍、新鮮香菇……各20g
綠、紅青椒、蔥……各10g
薑……少量／純菜籽油……2½小匙(10g)

綜合調味料
高湯……1 $\frac{1}{3}$大匙
酒……1小匙強(6g)／醬油……1小匙強(7g)
砂糖……$\frac{1}{3}$小匙(1g)／鹽……極少量

太白粉……$\frac{2}{3}$小匙(2g)
荷蘭芹碎屑……少量

醬油漬蜆
蜆(連殼)……100g／蒜、紅辣椒各……少量
醋、砂糖、酒、水……各少量
醬油……1迷你匙(1.2g)

南瓜煮檸檬
南瓜……150g／砂糖……2小匙(6g)
鹽……$\frac{3}{4}$迷你匙弱(0.7g)／檸檬薄片……1片

飯……165g
西瓜……120g

晚餐 木地燒豬肉
豬腿肉(厚2～3mm)……60g
醬油……$\frac{4}{5}$小匙強(5g)／酒……$\frac{4}{5}$小匙(4g)
橙汁……少量

番茄……30g
萵苣……10g／荷蘭芹……少量

蒸文蛤
文蛤(連殼)……5～6個(450g)

田舍煮茄子
茄子……2個(100g)／乾蝦……5g
醬油……1小匙(6g)／砂糖……1小匙(3g)

醋拌小黃瓜小魚
小黃瓜……50g／小魚……5g
玉麩(乾燥)……3g／乾海帶芽……1g
青紫蘇葉……1片／鹽……少量
醋……2小匙(10g)
醬油……1迷你匙(1.2g)
砂糖……1小匙(3g)
鹽……$\frac{3}{4}$迷你匙弱(0.6g)

飯……165g
葡萄……100g

點心 烤魷魚
魷魚……20g

甜煮青梅
青梅……1個(20g)
砂糖……1 $\frac{1}{3}$大匙(12g)

學童期・重症的菜單・秋天的作法

↑參考24頁

早餐

[蒲燒沙丁魚飯]

①沙丁魚頭去掉，剖開魚身，除去中骨用水洗淨，用醬油和薑汁調成的醃汁醃十五分鐘。

②將燒烤用醬油、米酒、砂糖一起放入鍋中，煮滾後加入味噌。

③將沙丁魚的汁瀝乾，沾上太白粉用不沾鍋煎，煎熟之後再加②的燒烤醬繼續煎。

④將③鋪在熱麥飯上，再添些薑絲。

[拌梅肉]

將青菜燙過後，切成欲吃的大小，梅乾去籽，撕成小塊，加入醬油調拌，以涼拌青菜。

[揉漬茄子小黃瓜]

①將茄子斜切成薄圓片，浸泡在水中去除澀液後撒上鹽。

②小黃瓜切成薄圓片，和茄子放在一起，混入小魚乾和紫蘇籽，用醬油涼拌，擱置二十分鐘，直到軟了以後把水分去除。

午餐

[翁烏龍麵]

①將烏龍麵放在簍子裡淋滾水，然後瀝乾水分。

②魚板切成薄片，菠葉煮過切成四公分的長度。香菇去蒂，較大者切成二半。

③將高湯調味溫熱，再把香菇放入煮熟。

④放烏龍麵於器皿中，鋪上魚板、菠菜，再將③連汁一起倒入，添上海帶絲。

[殼烤蠑螺]

酒和鹽混合後，把½量塞入蠑螺口中，放入冒著蒸氣的蒸籠，用較強的中火蒸十分鐘。

[煮牛蒡]

①將牛蒡斜切成三～四公釐的厚度，然後略煮過。

②放入鍋中，再加入水煮，煮滾後加入酒和調味料，直到牛蒡煮軟，加入柴魚片再煮。

晚餐

[蛤仔飯]

①將蛤仔放入鹽水中洗淨。牛蒡削成薄片浸泡在水中，紅蘿蔔切絲，玉蕈分為小株，放入調味料和酒所調拌的醃汁中醃漬十分鐘。

②將水加入米、麥中，與①混合，按普通方式煮，再混入青豆。

[幼鰤生魚片]

①將幼鰤一端切成一公分正方形，再撒上揉海苔。

②把蘿蔔切絲後，撒上木芽，

材料・1人份

早餐蒲燒沙丁魚飯

- 米 ---------- 55g
- 強化麥 ---------- 25g
- 沙丁魚 ---- 大 1 尾(60g)／薑 ---------- 少量
- 醬油 --- ½小匙(3g)／太白粉 --- ½大匙強(5g)

燒烤醬

- 醬油 -- ½大匙強(10g)／米酒 - 1 小匙強(7g)
- 砂糖 -- ⅓小匙(1g)／味噌 --- 1 迷你匙弱(1g)
- 花椒粉 ---------- 少量

拌梅肉

- 青菜 ---------- 100g
- 梅乾 -------- 1 個(6g)／醬油 ---------- ½小匙(3g)

揉漬茄子小黃瓜

- 茄子 ---------- 30g／鹽 ---------- 少量
- 小黃瓜 ---------- 20g／小魚乾 ---------- 5g
- 鹽漬紫蘇籽 --- 少量／醬油 ---------- ⅓小匙(2g)
- 梨子 ---------- ¼個(60g)

午餐翁烏龍麵

- 煮過的烏龍麵 --- 1 糰(200g)／烤魚板 ----- 30g
- 菠菜、新鮮香菇 ----- 各 20g／高湯 ------- 1 杯
- 醬油 ---- 1 大匙弱(16g)／米酒 -- 1 小匙強(7g)
- 鹽 ---------- 極少量／海帶絲 ---------- 少量

殼烤蠑螺

- 蠑螺(帶殼) ---------- 1 個(300g)
- 酒 ---------- 1 大匙／鹽 ---------- 極少量

煮牛蒡

- 牛蒡 ---------- 40g
- 酒 --------- ⅗小匙(3g)／米酒 ------- ½小匙(3g)
- 醬油 ------ ⅓小匙(2g)／柴魚片 ---------- 1g
- 橘子 ---------- 1 個(90g)

晚餐蛤仔飯

- 米 ---------- 55g
- 強化麥 ---------- 25g
- 蛤仔(肉) ---------- 40g／牛蒡 ---------- 15g
- 紅蘿蔔 ---------- 10g／玉蕈 ---------- 20g
- ---------- 5g／醬油 ------ 1 小匙強(7g)
- 米酒 ---------- ½小匙(3g)／酒 ------ ⅗小匙(3g)

幼獅生魚片

- 幼獅(生魚片用) ----- 60g／蘿蔔 ---------- 20g
- 海苔、樹芽 ---- 各少量／醬油 ------- 小匙強(5g)

拌水果

- 柿子 -------- 30g／蘋果、梨、青菜 ------- 各 20g
- 豆腐 ----- 35g／白味噌 ---------- 小匙(8g)
- 米酒 ----- 小匙(2g)／砂糖 ---------- 小匙(1g)

田舍湯

- 芋頭 ---------- 30g
- 白蘿蔔、滑子菌 ---- 各 20g／紅蘿蔔 -------- 10g
- 鴨兒芹 ----- 5g／高湯 ---------- ⅗杯
- 鹽 -------- ½迷你匙(0.5g)／醬油 ----- 1 小匙(6g)

點心糖衣葡萄

- 葡萄 ---------- 4～5 個(40g)
- 砂糖粉 ---------- ¼杯強(25g)
- 水、利口酒 ---------- 各少量

中式咖哩饅頭

- 麵粉 -------- ⅓杯(30g)／發粉 -------- ⅓小匙(1g)
- 鹽、水 ---------- 各少量
- 蝦仁 ----- 20g／高麗菜洋蔥 ---------- 各 15g
- 純菜籽油 ---------- ¾小匙(3g)
- 鹽咖哩粉太白粉 ---------- 各少量

再加上①，添些醬油和芥末。

[拌水果]

①將水果切成粗絲，用鹽水略為浸泡後，把水分瀝乾。

②青菜煮過切成三公分的長度。

③豆腐煮後用布擠乾水分，然後加入調味料混合，來涼拌①與②。

[田舍湯]

①芋頭切成厚圓片，白蘿蔔切成銀杏形，紅蘿蔔切成薄半月形後，用高湯煮軟。

②用鹽和胡椒調味，加入滑子菌略煮後，再撒上切碎的鴨兒芹。

點心

[糖衣葡萄]

將砂糖、水、利口酒放入大碗中調拌，用五十度的溫水溫熱，再把葡萄放入，迅速調拌使其冷卻凝固。

[中式咖哩饅頭]

①將麵粉和發粉一起篩過，加入水和鹽調溶後捏成圓形。

②把蝦剁碎，高麗菜切絲，洋蔥切碎後用油炒，再用鹽和咖哩粉調味，然後加入太白粉水調拌冷卻。

③將①攤成圓形，用來包②，再放入底部鋪了鋁箔紙的蒸籠中蒸二十分鐘。

學童期・重症的菜單・冬天的作法

↑參考26頁

早餐

[竹輪煮海帶芽]

①將竹輪切成圓片。海帶芽浸泡還原切成易吃的大小。四季豆煮過切成三～四公分的長度。

②將高湯與調味料調拌，煮滾之後把①放入，煮到入味為止。

[即席漬紅白蘿蔔]

①將紅、白蘿蔔切成薄銀杏形，撒上鹽擱置一旁，直到軟了後瀝乾水分。

②把蘿蔔葉煮過、切碎，再與①混拌，混入柚子擠汁。

[甘藷味噌湯]

①把甘藷切成厚七～八公釐的圓片，浸泡在水中去除澀液後，用高湯煮軟。

②倒入味噌，再撒上小段的蔥，然後把火關掉。

午餐

[牡蠣雜燴]

①將麥飯用清水沖洗。

②牡蠣放在鹽水中略洗後瀝乾水分。蘿蔔切成薄短片形。

③用高湯把蘿蔔煮熟後調味，加入牡蠣和飯並去除澀液，再放入去莖的茼蒿。

[煮柚香白帶魚]

①將½杯的水和酒，調味料放入鍋中煮滾後，放入白帶魚及切成半月形的柚子，把蓋子蓋上，煮到汁乾為止。

②和柚子一起盛入盤中。

[金平牛蒡蓮藕]

①用刀背削去牛蒡皮，再斜切成薄片，蓮藕切成薄圓片成半月形，各自浸泡在醋水（分量外）去除澀液。紅蘿蔔縱剖，斜切成薄片。

②將鍋中的油弄熱，把紅辣椒炒香後，再依序放入牛蒡、紅蘿蔔、蓮藕炒軟，然後放調味料，用大火煮到汁乾為止。

晚餐

[幽庵燒梭魚和梅醋漬蓮藕]

①將梭魚切成三塊。

②調拌醃汁的材料，將梭魚醃十五分鐘後去除汁液，用鐵絲串起，一邊塗醃汁一邊烤。

③蓮藕切成薄圓片或半月形，浸泡在醋水（分量以外）去除色液以後，再浸泡在用梅醋、砂糖和鹽調拌的三杯醋中，然後添上②。

[甜煮墨魚芋頭]

①將墨魚去皮，縱橫斜切成一口的大小後，用滾水略煮過，再瀝乾水分。

②芋頭和牛蒡切塊。把紅蘿蔔

切成梅型後，再切成三～四公釐的厚度。蒟蒻切成一口的大小，煮過後瀝乾水分。

③在鍋中放入蔬菜、高湯煮五～六分鐘後，去除澀液，然後放調味料和墨魚進去，煮到入味為止。

④入味後再加入豌豆片，待其入味後即可。

[燙菠菜]

與一四七頁的作法相同。

[沙丁魚湯]

①去除沙丁魚的頭，再剖開洗淨，然後斜切魚肉。

②把中骨舖在鐵絲網上烤香後，用研鉢磨碎，再加入肉混合調拌。然後慢慢加入味噌和酒、水調溶。

③移至鍋中用火煮四～五分鐘後，加入切成骰子狀的豆腐，然後勾芡並撒上細香蔥。

點心

[海頭紅饅頭]

①將砂糖、水、酒放入大碗中調和，然後再加入篩過的麵粉和發粉，調拌至其硬度如耳垂般。

②餡兒加入砂糖，用小火煮溶。

③將①、②等分捏成圓形包住餡，在其底部鋪上鋁箔紙或薄板，撒上海頭紅。

④放入用大火加熱的蒸籠中蒸二十分鐘，蒸好後將其擱置一旁，使其冷卻。

材料・1人份

早餐竹輪煮海帶芽

烤竹輪----------40g／乾海帶芽-------------2g
四季豆----------30g／高湯----------------$\frac{1}{4}$杯
米酒----------$\frac{4}{5}$小匙強(5g)／醬油$\frac{1}{2}$小匙(3g)

即席漬紅白蘿蔔

白蘿蔔------------------------------------60g
紅蘿蔔-------15g／蘿蔔葉-----------------5g
鹽----1迷你匙(1g)／柚子汁-----------2小匙

甘藷味噌湯

甘藷-----------50g／蔥--------------------10g
高湯----------$\frac{4}{5}$杯／味噌-------$\frac{2}{3}$大匙(12g)

麥飯

米-------------55g／強化麥------------------25g

午餐牡蠣雜燴

麥飯(米30g、麥15g)-------------------110g
牡蠣----------70g／白蘿蔔------------------30g
茼蒿----------10g／高湯------------------$\frac{1}{2}$杯
鹽----$\frac{1}{2}$迷你匙(0.5g)／低鹽醬油-----$\frac{1}{2}$大匙強(10g)

煮柚香白帶魚

白帶魚-------------------------------1塊(60g)
柚子-------小1個(30g)／酒-------$\frac{3}{5}$小匙(3g)
砂糖-------$\frac{2}{3}$小匙(2g)／醬油------$\frac{1}{2}$小匙(3g)

金平牛蒡蓮藕

牛蒡-------------20g／蓮藕-----------------25g
紅蘿蔔----------15g／薄片紅辣椒--------少量
純菜籽油---1$\frac{1}{4}$小匙(5g)／砂糖--$\frac{1}{3}$小匙(1g)
米酒--1迷你匙弱(1g)／醬油-$\frac{4}{5}$小匙強(5g)

橘子-------------------------------------1個(90g)

晚餐幽庵燒梭魚和梅醋漬蓮藕

梭魚-------------------------------------1塊(40g)

醃汁

柚子汁---------------------------$\frac{1}{4}$個分(10g)
醬油-----$\frac{1}{2}$小匙(3g)／米酒-----$\frac{1}{3}$小匙(2g)

蓮藕---------------------------------------30g

梅醋-------------------------------$\frac{4}{5}$小匙(4g)
砂糖--1小匙(3g)／鹽----$\frac{1}{4}$迷你匙弱(0.2g)

甜煮墨魚芋頭

墨魚、芋頭-各50g／牛蒡、紅蘿蔔、蒟蒻--各20g
豌豆片-------------------------------------10g
高湯-------適量／砂糖---------$\frac{1}{2}$大匙強(5g)
醬油-------$\frac{2}{3}$大匙強(13g)／酒----1小匙(5g)

燙菠菜

菠菜---------------------------------------50g
醬油-------$\frac{1}{3}$小匙(2g)／高湯---------1小匙強
海苔---------------------------------------少量

沙丁魚湯

沙丁魚----------20g／豆腐-----------------50g
水---------------$\frac{3}{5}$杯／酒------$\frac{1}{2}$大匙強(8g)
味噌---------------------------------------12g
太白粉----------$\frac{2}{3}$小匙(2g)／細香蔥-------5g

麥飯

米---------------55g／強化麥-----------------25g

點心海頭紅饅頭

麵粉---------------------------2$\frac{1}{2}$大匙(20g)
發粉---------------------------------------少量
砂糖-------$\frac{4}{5}$大匙弱(7g)／水---1$\frac{1}{5}$小匙(6g)
酒----------$\frac{3}{5}$小匙(3g)／海頭紅-----------少量

豆沙餡-------------------------------------40g
砂糖---------------------------2大匙強(20g)

蘋果---------------------------------------100g

成人重症・調整食・小米的作法

↑參考28頁

早餐

[小米飯]

將小米浸泡在分量的水中擱置三十分以上，連浸泡汁一起用火煮滾後，把火關小，再煮三十～四十分鐘。

[煎茄子]

將整個茄子煎成黃金色後，趁熱泡在水中去皮，對半縱切。淋上醬油、撒上柴魚片後盛入盤中。

[醋拌小黃瓜海帶芽]

①小黃瓜切成薄圓片，用鹽揉搓後擠乾水分。浸泡海帶芽後切成易吃的大小。魩仔魚用滾水燙過。青紫蘇切絲。

②將醋、砂糖、鹽調拌，用來涼拌①。

[山芋丸子味噌湯]

①山芋切碎。

②把味噌倒入高湯中煮滾之後，放入①，待其浮上來後，撒上蔥絲。

午餐

[煎小米]

①小米粉加入滾水調溶。

②竹輪切成薄圓片，蔥切成薄的小段。

③放⅔量的①在不沾鍋中，再加入②和柴魚粉、海帶絲，並淋上剩下的①一起煎。煎熟後翻面煎到完全熟透為止，然後刷上醬油，撒些綠海苔粉。

[鐵板蝦]

去除蝦的泥腸，用不沾鍋煎熟，擠上檸檬汁趁熱吃掉。

[芥末拌豆腐小黃瓜]

①豆腐用滾水煮過，包在布中用重石壓住，擱置三十分後切成粗絲。

②小黃瓜切成長四公分的粗絲，然後撒上鹽，擰乾水分。

③用高湯和調味料涼拌①與②，盛入盤中。

[五目煮羊栖菜]

①將羊栖菜浸泡在水中還原後瀝乾水分。紅蘿蔔切絲，香菇浸泡還原後切絲。

②把調味料和高湯調和後放入①，煮到入味為止，最後撒上煮過的豌豆片。

[冷番茄]

將番茄冷卻後切成圓片，盛入盤中，再淋上醋和砂糖，鋪上青紫蘇絲。

晚餐

[煮黑鱸鮋]

①去除黑鱸鮋的鱗片、鰓、內

臟，在表裡劃上幾刀。

②鍋中放入能夠完全浸泡黑鱸鮋的水和調味料，煮滾後把黑鱸鮋放入，將煮汁淋在表面上，蓋上蓋子用較強的中火煮。

③秋葵煮過，待②煮好後放入略煮，加以調拌。

[拌萵苣]

①萵苣撕成易吃的大小。

②把芝麻炒香後略切，用研缽磨碎，然後加入味噌、砂糖、橙汁調拌。

③把萵苣盛入盤中並淋上②。

[佃煮西洋芹菜]

①用滾水把西洋芹菜葉煮軟，然後瀝乾水分切碎。

②高湯和調味料煮滾之後放入①，用小火煮過，盛入盤中時撒些芝麻。

[海蘊小米粥]

①用水清洗小米後瀝乾水分。

②灑些醬油在海蘊上。

③高湯和調味料煮滾後放入①略煮，然後盛入盤中，鋪上海蘊和薑絲。

[冷凍水果]

將水果去皮，切成易吃的大小。香蕉淋上檸檬汁，鳳梨和橘子灑上砂糖，用保鮮膜包住，放入冷凍庫。

[葛餅]

將水加入葛粉中充分調拌至顆粒消失，再加入砂糖煮至黏稠為止。然後倒入模型中冷卻凝固，最後盛入盤中，淋上抹茶。

材料・1人份

早餐小米飯
小米---------100g／水---------(小米的3倍量)

煎茄子
茄子---2個(120g)／醬油-----------$\frac{1}{2}$小匙(3g)
柴魚片---------------------------$2\frac{1}{2}$大匙(2g)

醋拌小黃瓜海帶芽
{小黃瓜---------------------------------50g
{鹽---------------------------$\frac{1}{3}$迷你匙(0.3g)
乾海帶芽----1g／魩仔魚----10g／青紫蘇葉----1片
{醋---2小匙(10g)／鹽----$\frac{1}{3}$迷你匙強(0.4g)
{砂糖--------------------------------$\frac{2}{3}$小匙(2g)

山芋丸子味噌湯
山芋------------30g／高湯-----------------$\frac{3}{4}$杯
紅味噌-------$\frac{2}{3}$大匙(12g)／蔥---------------6g

午餐煎小米
小米粉-------100g／竹輪--------------------20g
蔥--10g
柴魚粉、海帶絲、綠海苔粉-----------各少量
醬油------------------------------$\frac{4}{5}$小匙強(5g)

鐵板蝦
蝦------------大1尾(40g)／梳形檸檬----1塊

芥末拌豆腐小黃瓜
豆腐---100g
{小黃瓜---------------------------------------30g
{鹽--少量
{醋-----$\frac{1}{2}$大匙強(8g)／高湯-----$\frac{4}{5}$小匙(4g)
{砂糖-----$\frac{2}{3}$小匙(2g)／醬油-----$\frac{1}{2}$小匙(3g)
{鹽-----$\frac{2}{3}$迷你匙弱(0.6g)／芥末醬-----少量

五目煮羊栖菜
羊栖菜(乾燥)-----6g／紅蘿蔔--------------10g
乾香菇----------1～2朵(3g)／豌豆片------5g
高湯-------------適量／砂糖--------$\frac{2}{3}$小匙(2g)
醬油-------------------------------$\frac{4}{5}$小匙強(5g)

冷番茄
番茄--------------60g／醋-------------1小匙(5g)
砂糖-------$\frac{1}{3}$小匙(1g)／青紫蘇葉---------1片

晚餐煮黑鱸鮋
黑鱸鮋------1尾(80g)／酒---------1大匙(15g)
砂糖------------------------------$1\frac{1}{3}$小匙(4g)
米酒------------------------------$\frac{1}{2}$大匙強(10g)
醬油-------$\frac{2}{3}$大匙(12g)／秋葵-------2根(30g)

拌萵苣
萵苣--40g
{芝麻---20g
{味噌----$1\frac{1}{3}$小匙(8g)／砂糖----1小匙(3g)
{橙汁-----------2小匙／高湯------------少量

佃煮西洋芹菜
西洋芹菜葉----30g／高湯----------------3大匙
酒---------$\frac{3}{5}$小匙(3g)／醬油------$\frac{1}{2}$小匙(3g)
白芝麻------------------------------------少量

海蘊小米粥
小米----------100g／高湯----------------$1\frac{1}{2}$杯
海蘊----------50g／鹽------------$\frac{1}{4}$小匙(1.2g)
低鹽醬油-----$\frac{2}{3}$小匙(4g)／薑------------少量

點心冷凍水果
鳳梨、桃子、葡萄、橘子---------------各30g
{香蕉---25g
{檸檬汁--------------------------------------少量
砂糖-----------------------------------$1\frac{1}{2}$強(20g)

葛餅
{葛粉--------------------------$1\frac{1}{2}$大匙弱(15g)
{水---3大匙
砂糖------$2\frac{1}{4}$大匙弱(20g)／抹茶--------少量

成人重症、調整食、芋頭的作法

早餐

[海鮮拌橙醋]

①去除蝦的泥腸，撒上鹽、胡椒和$\frac{1}{2}$量的葡萄酒蒸煮，直接冷卻剝殼。

②墨魚去皮切成寬一公分的圓片，然後灑上剩下的葡萄酒蒸煮。

③魁蛤切成易吃的大小。

④海帶芽浸泡還原，用熱水煮過後切成易吃的大小。萵苣切成一口的大小。去除蘿蔔苗的根。

⑤在盤中放入①~④和檸檬，再添上橙醋來吃。

[甘藷煮檸檬]

①甘藷去皮切成厚二公分的圓片，浸泡在水中。

②將甘藷、大量的水，調味料放入鍋中，煮滾之後，把火關小，放入切成圓片的檸檬，繼續煮到汁乾為止。然後盛在盤中，添上薄荷葉。

[五目蔬菜湯]

將鴨兒芹以外的蔬菜全部切絲，用高湯煮軟後加入鹽、胡椒調味。最後倒些醋並撒上切碎的鴨兒芹，然後關火。

午餐

[烤秋刀魚]

秋刀魚撒上鹽擱置一會兒，然後把水分瀝乾，用鐵絲烤好後盛入盤中，添上蘿蔔泥。

[燙菠菜]

與一四七頁的作法相同。

[甜醋漬紅白蘿蔔]

①將紅、白蘿蔔切成薄短片形，再加入鹽揉捏後把水瀝乾。

②昆布和柚子皮切細混入①，用甜醋涼拌。

[燕麥片] ➊參考30頁

鍋中放入分量的水煮滾後，加入燕麥片和鹽，繼續煮至燕麥片膨脹為止。

午餐

[煎墨魚]

①去除墨魚的內臟和足，把足切細略炒。

②味噌、砂糖和少量水放入鍋中用火煮溶，加入墨魚足和紅辣椒混合調拌。

③將②塞入墨魚身體中，用牙籤固定口部，以不沾鍋煎至墨魚肉膨脹為止。

④茼蒿煮過，用醬油涼拌。

⑤拿掉墨魚口中的牙籤盛入盤中，再添上茼蒿和醋薑。

[豆腐蒸魚]

①去除魚的鱗片、內臟後略切

。

②豆腐切塊，白菜略切，茼蒿去除粗莖。蔥斜切成小段。

③去除昆布的污垢後，鋪在鍋中，加入①、②和香菇，淋一些高湯，再放入用大火加熱的蒸籠中蒸十～十五分鐘。趁熱沾醬油和橙汁吃。

[煮芋頭]

①芋頭去皮，用鹽略為揉搓以去除黏液。

②將高湯和芋頭放入鍋中煮四～五分鐘後加入砂糖和米酒，煮軟之後再加入醬油，一直煮到煮汁剩一半後，擱置一會兒，使其冷卻、入味。

③盛入盤中，撒上柚子皮絲。

[漬柚香蘿蔔]

①把白蘿蔔切成薄銀杏形，撒些鹽在上面，等它軟了之後，把水分擠乾。

②柚子切成薄圓片，和白蘿蔔混合，用砂糖、醋、鹽調和的甜醋涼拌，使其入味。

點心

[甘藷麵包]

①將甘藷去皮，切成一公分正方形，泡在水中去除澀液。

②將砂糖、水、鹽調和，加入篩過的麵粉和發粉調溶，再把①的甘藷加入，一起混合。

③把擰乾的布鋪在蒸籠上，放上鋁箔紙或薄板，把②倒入蒸十五分鐘。

材料・1人份

早餐 海鮮拌橙醋

蝦——2尾(40g)／墨魚——30g
白葡萄酒——1 1/3大匙(20g)
鹽・胡椒——各少量
魁蛤(生食用)——20g／乾海帶芽——2g
茼蒿——20g
蘿蔔苗——5g／梳形檸檬——1塊

橙醋

醋——1小匙(5g)
橙汁——1/2小匙弱(7g)
醬油——2/3大匙(12g)／砂糖——1/3小匙(1g)

甘藷煮檸檬

甘藷——150g／檸檬——1/8個
砂糖——1/2大匙強(5g)／鹽——極少量

五目蔬菜湯

高麗菜——50g／洋蔥——25g
紅蘿蔔——8g／新鮮香菇——1朵(10g)
鴨兒芹——5g／高湯——3/4杯
鹽——2/5小匙(2g)／胡椒、醋——各少量

午餐 烤秋刀魚

秋刀魚——1尾(80g)／鹽——少量
白蘿蔔——30g／醬油——1/2小匙(3g)
梳形檸檬——1塊

燙菠菜

菠菜——70g
醬油——2/3小匙(4g)
高湯——4/5大匙

甜醋漬紅白蘿蔔

白蘿蔔——70g／紅蘿蔔——5g
昆布——1g／鹽——3/4迷你匙弱(0.7g)
醋——4/5大匙(12g)／砂糖——1 1/3小匙(4g)
柚子——少量

燕麥片

燕麥片——30g
水——1杯／鹽——1/2迷你匙(0.5g)

晚餐 煎墨魚

小墨魚——2尾(130g)
味噌——1/2大匙強(10g)
砂糖——1/2大匙強(5g)
圓片紅辣椒——少量／醋薑——1根
茼蒿——40g
醬油——2/5小匙(2g)

豆腐蒸魚

白肉魚——30g／豆腐——50g
白菜——30g／新鮮香菇——1朵(10g)
蔥——10g／茼蒿——5g
高湯——1/4杯／昆布——5cm
醬油——2/5大匙(10g)
橙汁——2小匙

煮芋頭

芋頭——180g
高湯——適量／砂糖——1小匙(3g)
米酒——1/2小匙(3g)／醬油——1/2大匙強(10g)
柚子——少量

漬柚香蘿蔔

白蘿蔔——40g／鹽——1/3迷你匙(0.3g)
柚子——1/4個

甜醋

醋——1小匙(5g)
砂糖——1小匙(3g)
鹽——1/4迷你匙弱(0.2g)
蘋果——1/2個(80g)

點心 甘藷麵包

甘藷——100g
麵粉——2/5杯(40g)
發粉——少量
砂糖——1/4杯弱(25g)
水——4/5大匙強／鹽——2/3迷你匙弱(0.6g)
橘子——1個(90g)

過敏患者的飲食料理一覽表●附帶營養成分值●

這兒所刊載的數值，是根據日本科學技術廳資料調查會編『四訂日本食品標準成分表』的數值計算出來的。如果該食品並未記載在『四訂日本食品標準成分表』中，則是以『市售食品成分表』等的數值為基礎而算出的。

原則上，營養計算是以一人份來表示，只是個大致的標準，供各位在家庭中作料理時的參考。

●營養計算結果——過敏患者的飲食一日菜單

菜單名		熱量 (kcal)	水分 (g)	蛋白質 (g)	脂質 (g)	醣類 (g)	纖維 (g)	鈣 (mg)	磷 (mg)	鐵 (mg)	鈉 (mg)	鉀 (mg)	維他命A (IU)	維他命 B_1 (mg)	維他命 B_2 (mg)	維他命C (mg)	鹽分 (g)	第1群 (點)	第2群 (點)	第3群 (點)	第4群 (點)	合計 (點)	刊載頁數
斷奶中期 中等症・春	早餐	151	224	8.7	1.1	25.7	0.5	44	113	1.1	445	501	495	0.08	0.09	22	1.1	0.0	0.4	0.6	0.9	1.9	4
	點心	14	36	0.4	0.1	3.0	0.3	7	11	0.2	0	80	0	0.01	0.01	32	0.0	0.0	0.0	0.2	0.0	0.2	
	晚餐	137	257	9.6	0.7	22.1	0.5	60	135	1.3	606	491	1073	0.10	0.11	17	1.5	0.0	0.4	0.4	0.9	1.7	
	合計	302	517	18.6	1.9	50.7	1.3	111	259	2.6	1051	1072	1568	0.19	0.21	71	2.7	0.0	0.8	1.2	1.8	3.8	
斷奶中期 中等症・夏	早餐	175	254	7.4	2.4	31.4	1.0	118	103	3.7	403	520	700	0.12	0.23	39	1.0	0.0	0.5	0.6	1.1	2.2	5
	點心	24	44	0.5	0.2	5.3	0.1	6	10	0.2	1	95	100	0.05	0.02	25	0.0	0.0	0.0	0.3	0.0	0.3	
	晚餐	139	158	10.3	2.3	17.9	0.5	75	117	1.1	743	317	636	0.10	0.10	16	1.9	0.0	0.6	0.2	0.9	1.7	
	合計	338	456	18.2	4.8	54.6	1.5	198	229	4.9	1147	932	1436	0.27	0.34	80	2.9	0.0	1.1	1.1	2.0	4.2	
斷奶後期 中等症・秋	早餐	180	269	10.7	2.0	28.9	0.6	48	130	0.6	194	364	451	0.07	0.08	10	0.5	0.0	0.6	0.4	1.2	2.2	6
	午餐	213	444	9.6	4.4	34.3	0.5	82	117	2.2	485	458	444	0.08	0.14	24	1.2	0.0	0.3	0.6	1.7	2.6	
	點心	120	37	2.3	0.4	26.5	0.6	15	63	0.7	1	274	12	0.15	0.06	10	0.0	0.0	0.0	0.0	1.5	1.5	
	晚餐	284	228	11.9	3.6	43.8	1.0	75	176	1.5	527	652	487	0.18	0.17	45	1.3	0.0	0.8	1.3	1.4	3.5	
	合計	796	979	34.5	10.4	133.5	2.7	219	485	4.9	1207	1749	1393	0.48	0.45	89	3.1	0.0	1.7	2.3	5.8	9.8	
斷奶後期 中等症・冬	早餐	181	371	6.9	2.4	32.6	0.6	76	94	1.2	426	480	482	0.14	0.09	25	1.1	0.0	0.4	0.6	1.2	2.3	8
	午餐	181	238	14.1	2.1	25.3	0.5	55	151	1.4	377	376	512	0.11	0.21	38	1.0	0.0	0.7	0.2	1.4	2.3	
	點心	118	64	0.8	1.9	24.7	0.5	21	29	0.3	56	271	42	0.05	0.04	16	0.1	0.0	0.0	1.0	0.5	1.5	
	晚餐	248	281	17.1	2.9	36.8	0.7	84	226	4.6	622	725	936	0.29	0.39	33	1.6	0.0	1.1	0.3	1.7	3.1	
	合計	728	955	38.8	9.3	119.3	2.3	236	500	7.5	1482	1853	1972	0.59	0.73	112	3.8	0.0	2.2	2.0	4.8	9.1	

授乳期 母親	早餐	503	446	22.6	6.5	87.7	2.4	193	296	4.6	1400	1353	1982	0.28	0.43	23	3.6	0.0	1.2	0.7	4.4	6.3	10
	午餐	521	820	28.6	7.5	84.9	2.6	245	367	3.2	2033	1521	335	0.28	0.35	47	5.2	0.0	2.0	1.0	3.5	6.5	
	點心	475	381	3.3	13.2	87.5	1.8	60	88	1.1	200	864	285	0.17	0.12	52	0.5	0.0	0.0	3.1	2.8	5.9	
	晚餐	899	614	44.3	21.8	127.	3.2	363	527	5.4	1912	1727	1253	0.60	0.66	88	4.9	0.0	3.2	2.3	5.7	11.2	
	合計	2398	2262	98.8	48.9	387.	10.0	862	1279	14.3	5545	5466	3855	1.33	1.56	210	14.1	0.0	6.4	7.1	16.4	29.9	
幼兒期 中等症・春	早餐	396	422	22.0	4.1	65.4	1.1	91	273	1.8	1333	728	194	0.30	0.23	59	3.4	0.0	1.3	0.3	3.3	4.9	12
	午餐	549	254	19.1	20.1	72.2	1.0	105	214	3.3	1586	898	463	0.26	0.23	47	4.0	0.0	1.5	1.1	4.3	6.9	
	點心	167	217	1.0	0.1	44.2	0.4	27	20	0.3	3	230	10	0.07	0.04	61	0.0	0.0	0.0	0.8	1.3	2.1	
	晚餐	578	430	21.4	6.9	105.	2.0	189	351	5.8	1323	1394	1813	0.37	0.42	98	3.4	0.0	1.3	1.8	4.1	7.2	
	合計	1690	1323	63.5	31.1	287.	4.5	412	857	11.3	4246	3250	2479	1.00	0.91	265	10.8	0.0	4.1	4.0	13.0	21.1	
幼兒期 中等症・夏	早餐	382	549	16.9	1.5	72.1	1.4	55	219	2.0	1434	834	143	0.20	0.18	14	3.6	0.0	0.5	1.1	3.2	4.8	14
	午餐	437	276	22.1	3.4	79.7	2.0	134	254	2.8	1856	936	733	0.30	0.28	61	4.7	0.0	0.6	1.1	3.7	5.5	
	點心	96	175	1.8	0.2	23.0	0.4	10	21	0.3	4	238	61	0.04	0.03	25	0.0	0.0	0.0	0.7	0.5	1.2	
	晚餐	643	609	22.0	18.3	96.0	2.7	185	355	5.1	758	1433	812	0.57	0.43	85	1.9	0.4	1.0	2.5	4.1	8.0	
	合計	1577	1609	62.8	23.4	270.	6.5	384	849	10.2	4052	3441	1748	1.10	0.92	185	10.3	0.4	2.1	5.4	11.5	19.5	
幼兒期 重症・秋	早餐	317	236	15.4	2.4	58.6	1.5	236	282	3.8	677	887	351	0.39	0.20	11	1.7	0.0	0.8	1.0	2.1	3.9	16
	午餐	489	359	16.7	4.1	98.5	1.2	101	216	4.5	1022	1096	248	0.33	0.40	88	2.6	0.0	0.7	1.7	3.7	6.1	
	點心	255	92	7.9	4.8	48.1	1.2	72	121	2.0	118	531	65	0.25	0.09	35	0.3	0.0	1.1	0.6	1.5	3.2	
	晚餐	531	518	27.9	8.9	84.6	1.8	154	378	3.7	1659	1038	1076	0.56	0.43	64	4.2	0.0	2.1	1.2	3.3	6.6	
	合計	1591	1204	67.8	20.1	289.	5.8	563	998	14.0	2477	3552	1739	1.54	1.12	198	8.8	0.0	4.7	4.5	10.6	19.8	
幼兒期 重症・冬	早餐	356	386	16.0	6.0	58.4	1.5	178	324	2.9	1425	975	274	0.42	0.26	36	3.6	0.0	1.1	1.0	2.4	4.5	18
	午餐	294	436	14.7	2.8	50.9	0.7	133	140	2.2	1384	357	262	0.10	0.14	25	3.5	0.0	0.8	0.5	2.4	3.7	
	點心	260	85	4.4	0.7	58.4	0.7	18	73	0.7	276	477	95	0.15	0.05	29	0.7	0.0	0.0	1.0	2.3	3.3	
	晚餐	520	353	23.6	3.3	96.8	1.7	131	358	5.4	1137	1294	1379	0.60	0.40	51	2.9	0.0	1.1	1.2	4.1	6.4	
	合計	1429	1261	58.7	12.9	264.5	4.6	460	895	11.3	4221	3102	2010	1.27	0.86	141	10.7	0.0	3.0	3.7	11.2	17.9	
學童期 中等症・春	早餐	549	416	23.3	6.5	95.8	3.5	246	398	6.5	1781	1097	460	0.43	0.27	34	4.5	0.0	2.5	0.1	4.2	6.8	20
	午餐	551	485	32.2	10.5	79.7	1.4	199	373	4.4	1323	1051	1008	0.25	0.51	21	3.4	0.4	2.0	0.4	4.1	6.9	
	點心	276	150	5.0	0.7	62.2	1.2	39	69	1.2	43	231	0	0.04	0.05	80	0.1	0.0	0.0	0.4	3.0	3.4	
	晚餐	623	608	35.9	11.0	94.2	3.6	234	581	5.3	3499	1643	1999	0.70	0.75	94	8.9	0.0	2.2	1.6	4.0	7.8	
	合計	1999	1659	96.4	28.7	331.9	9.6	718	1421	17.5	6646	4023	3467	1.43	1.59	230	16.9	0.4	6.7	2.5	15.3	24.9	

學童期 中等症・夏	早餐	467	499	25.1	7.3	70.9	1.2	172	284	3.1	1200	709	86	0.24	0.14	24	3.0	0.0	1.9	0.7	3.2	5.8	22
	午餐	645	542	19.6	15.0	107.7	3.4	147	299	4.8	1393	1245	1220	0.65	0.52	110	3.5	0.0	1.0	2.2	4.8	8.0	
	點心	119	201	14.1	1.0	14.0	0.1	22	154	0.3	222	277	13	0.03	0.05	1	0.6	0.0	0.8	0.1	0.6	1.5	
	晚餐	336	507	36.1	6.5	33.1	1.4	403	452	9.9	1986	1193	360	0.87	0.70	36	5.0	0.0	2.5	1.1	0.6	4.2	
	合計	1568	1749	94.9	29.8	225.	6.1	744	1189	18.1	4802	3424	1678	1.79	1.40	170	12.2	0.0	6.2	4.1	9.3	19.5	
學童期 重症・秋	早餐	529	270	24.8	9.8	81.6	2.4	327	430	4.7	1855	1087	1048	0.60	0.57	77	4.7	0.0	1.8	0.7	4.1	6.6	24
	午餐	402	579	25.5	1.9	68.1	1.8	109	214	4.0	2130	793	553	0.22	0.35	47	5.4	0.0	1.0	1.0	3.0	5.0	
	點心	312	197	5.8	3.8	60.3	0.3	43	65	0.9	174	194	2	0.07	0.05	10	0.4	0.0	0.2	0.4	3.3	3.9	
	晚餐	607	642	31.3	13.8	89.5	2.2	164	539	7.8	1858	1404	1649	0.70	0.60	50	4.7	0.0	2.6	1.1	3.9	7.6	
	合計	1850	1688	87.4	29.3	299.	6.7	643	1247	17.4	6017	3478	3252	1.59	1.57	185	15.3	0.0	5.6	3.2	14.4	23.1	
學童期 重症・冬	早餐	456	448	14.8	2.9	90.7	1.9	122	248	3.2	1505	908	931	0.60	0.21	38	3.8	0.0	0.9	1.1	3.7	5.7	26
	午餐	451	421	24.6	10.7	61.7	1.6	113	328	4.5	1592	986	1042	0.62	0.45	57	4.0	0.0	1.7	1.1	2.9	5.7	
	點心	293	116	5.7	0.7	65.7	0.9	18	56	1.4	3	159	0	0.04	0.04	3	0.0	0.0	0.8	0.6	2.3	3.7	
	晚餐	633	590	36.8	9.8	96.1	2.1	224	514	6.1	2010	1731	2063	0.73	0.51	68	5.1	0.0	2.4	1.1	4.4	7.9	
	合計	1832	1575	81.9	24.0	314.	6.4	477	1147	15.2	5110	3784	4036	1.99	1.21	165	13.0	0.0	5.8	3.9	13.3	23.0	
成人 重症・調整食 （小米）	早餐	483	682	21.0	4.0	89.2	2.0	131	368	4.1	1514	1063	201	0.34	0.22	17	3.8	0.0	0.6	0.7	4.7	6.0	28
	午餐	570	658	32.8	9.2	95.7	2.4	311	490	9.1	1852	1448	873	0.44	0.31	54	4.7	0.0	1.8	0.4	4.9	7.1	
	點心	286	175	1.4	0.3	73.3	0.5	23	27	0.8	3	308	176	0.11	0.05	25	0.0	0.0	0.0	1.0	2.6	3.6	
	晚餐	631	656	43.6	7.3	91.8	1.7	626	734	9.1	2650	1244	238	0.37	0.33	11	6.7	0.0	2.1	0.2	5.6	7.9	
	合計	1969	2171	98.8	20.7	350.	6.7	1090	1619	23.1	6019	4064	1488	1.25	0.91	107	15.3	0.0	4.5	2.3	17.8	24.6	
成人 重症・調整食 （藷）	早餐	349	530	21.2	1.4	61.2	2.3	167	320	3.4	1916	1560	616	0.34	0.30	98	4.9	0.0	1.0	2.8	0.6	4.4	30
	午餐	366	489	24.4	14.9	32.6	1.6	151	315	5.2	1062	1108	1497	0.20	0.49	67	2.7	0.0	2.4	0.5	1.7	4.6	
	點心	406	166	5.1	1.0	93.6	1.1	61	87	0.9	249	645	59	0.24	0.10	62	0.6	0.0	0.0	2.0	3.0	5.0	
	晚餐	440	1021	39.9	6.1	58.3	2.9	253	515	4.9	2628	2549	903	0.43	0.52	48	6.7	0.0	2.4	2.2	0.9	5.5	
	合計	1561	2206	90.6	23.4	245.	7.9	632	1238	14.4	5855	5861	3074	1.21	1.42	274	14.9	0.0	5.8	7.5	6.2	19.5	

●營養計算結果——過敏患者的飲食一品料理

料理名	熱量 (kcal)	水分 (g)	蛋白質 (g)	脂質 (g)	醣類 (g)	纖維 (g)	鈣 (mg)	磷 (mg)	鐵 (mg)	鈉 (mg)	鉀 (mg)	維他命A (IU)	維他命 B_1 (mg)	維他命 B_2 (mg)	維他命C (mg)	鹽分 (g)	第1群 (點)	第2群 (點)	第3群 (點)	第4群 (點)	合計 (點)	刊載頁數
夏橙凍	52	57	0.3	0.1	13.4	0.1	10	6	0.1	1	63	0	0.02	0.01	14	0.0	0.0	0.0	0.2	0.5	0.7	32
桃子羹	93	86	0.2	0.0	23.6	0.1	6	6	0.2	34	65	0	0.00	0.01	4	0.1	0.0	0.0	0.2	1.0	1.2	
水果凍	142	139	3.0	0.1	32.7	0.2	9	10	0.2	9	133	3	0.03	0.01	5	0.0	0.0	0.1	0.6	1.1	1.8	
水果拼盤	144	171	1.2	0.3	35.2	1.0	29	26	0.5	2	356	27	0.17	0.06	47	0.0	0.0	0.0	1.5	0.3	1.8	
青蘋果冰糕	227	141	0.3	0.2	52.8	0.7	8	11	0.2	2	152	0	0.02	0.02	10	0.0	0.0	0.0	0.8	2.0	2.8	
草莓奶油凍	124	70	4.4	4.5	16.8	0.2	57	49	0.2	32	113	150	0.02	0.08	16	0.1	0.7	0.1	0.1	0.6	1.5	
煎墨魚	192	116	12.9	2.4	26.6	0.1	59	156	0.6	350	341	66	0.10	0.13	10	0.9	0.2	0.5	0.1	1.5	2.3	36
無蛋烤餅	320	68	5.0	9.9	51.2	0.1	43	64	0.5	92	110	223	0.08	0.07	0	0.2	0.2	0.0	0.0	3.8	4.0	
葡萄乾麵包	250	64	5.0	1.8	51.6	0.1	44	65	0.4	17	128	33	0.08	0.07	0	0.0	0.2	0.0	0.1	2.8	3.1	
葛粉饅頭	220	44	2.9	0.4	50.8	0.4	25	27	1.6	4	18	0	0.01	0.02	0	0.0	0.0	0.6	0.0	2.2	2.8	
煎餅	294	69	11.6	6.9	45.5	0.5	60	116	1.8	299	335	249	0.13	0.12	12	0.8	0.0	1.1	0.2	2.4	3.7	40
湯餃	240	307	9.9	6.7	33.3	0.5	38	81	1.9	629	437	523	0.30	0.17	25	1.6	0.0	1.0	0.2	1.8	3.0	
丸子湯	151	295	7.9	1.6	25.7	0.5	36	92	0.8	135	251	425	0.31	0.14	8	0.3	0.1	0.3	0.1	1.4	1.9	
什錦湯	162	367	10.1	1.2	27.3	1.0	24	146	1.7	1460	734	628	0.18	0.10	30	3.7	0.0	0.5	1.3	0.3	2.1	
葛粉湯	104	182	0.0	0.0	26.3	0.0	2	1	0.2	1	1	0	0.00	0.00	0	0.0	0.0	0.0	0.0	1.3	1.3	
甘藷羊羹	375	144	1.7	0.3	93.4	0.9	48	57	0.8	83	565	2	0.13	0.06	36	0.2	0.0	0.0	1.8	2.8	4.6	44
橘子汁煮甘藷	182	123	1.1	0.2	45.6	0.4	24	33	0.5	8	361	42	0.12	0.06	50	0.0	0.0	0.0	0.8	1.5	2.3	
蘋果金丸	185	72	1.0	0.2	45.4	0.7	27	37	0.4	206	391	0	0.08	0.04	25	0.5	0.0	0.0	1.4	1.0	2.4	
甜甘藷	157	60	1.2	2.8	31.8	0.7	37	41	0.5	65	381	63	0.08	0.05	24	0.2	0.0	0.0	1.2	0.7	1.9	
馬鈴藷餅	113	85	2.4	0.2	25.3	0.4	7	66	0.7	297	473	0	0.11	0.04	23	0.8	0.0	0.0	1.0	0.4	1.4	
田樂芋頭	128	187	5.6	1.0	24.6	1.0	56	91	1.8	701	1033	6	0.14	0.12	8	1.8	0.0	0.3	1.1	0.2	1.6	
三明治午餐	661	303	30.4	22.9	83.2	1.7	196	353	3.4	2142	873	1489	0.20	0.27	83	5.4	0.6	1.2	0.8	5.6	8.2	48
麥飯便當	747	436	28.2	3.5	149.1	2.1	104	418	4.9	1051	1166	471	0.83	0.34	68	2.7	0.0	1.4	1.0	6.9	9.3	49
生日的菜單	852	482	36.2	8.3	148.2	2.7	307	476	6.2	3090	1653	907	0.29	0.43	69	7.8	0.0	2.0	2.0	6.7	10.7	52
秋天的行樂便當	984	810	43.8	12.2	176.2	3.6	206	682	13.2	1360	3207	3462	0.80	1.98	171	3.5	0.0	2.7	3.7	5.9	12.3	56
聖誕宴會	873	754	21.0	33.9	124.6	1.8	197	301	2.6	1693	922	1348	0.40	0.30	77	4.3	0.6	0.7	2.3	7.4	11.0	60

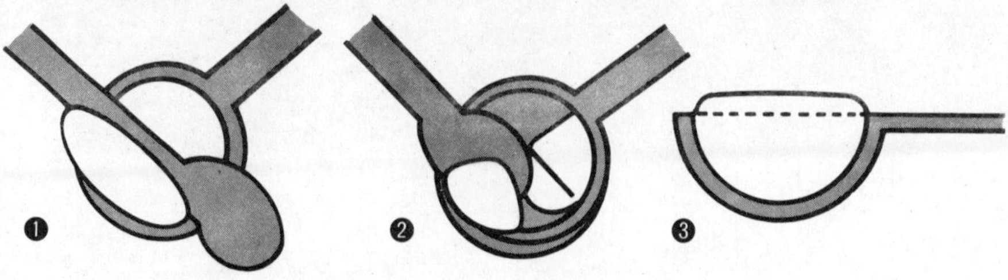

❶材料表的 1 大匙、2 杯等的表示，全都要刮平來計算。計算方法為：如果是粉類，則在沒有成塊的狀態下會自然地隆起，這時要利用附屬的木片沿邊緣刮平。味噌及人造奶油，也要在塞滿之後刮平。

❷大匙或小匙在計算½、¼等的時候，要依上述的要領計算 1 湯匙，再將木片彎的部分筆直地掃入，去除多餘的部分。

❸液體因為表面再張力的緣故，邊緣會有些許的隆起，在這種狀態下計算為 1 湯匙。

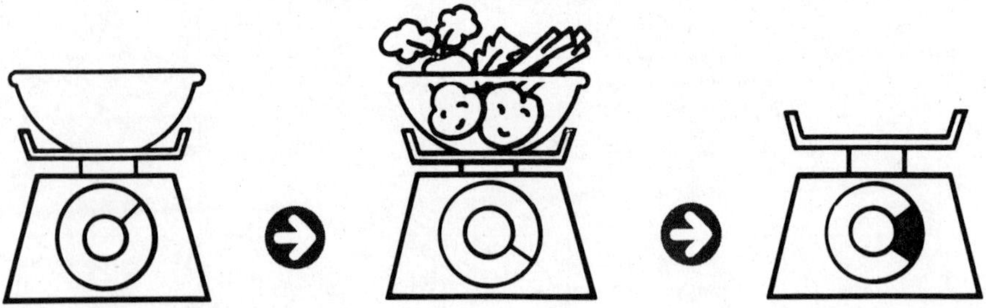

●出現在材料表上的重量，除了特別說明之外，是指實際進入口中的量。因此，要在剛調理好的狀態下來計量。經常使用的大碗或油性筆，可事先用油性筆寫好重量，如此能夠便於計算。

●鹽分・糖分的含量

	鹽（鹽分）	醬油（鹽分）	味噌（鹽分）	砂糖（糖分）	米酒（糖分）
1 小匙	5g	1g	0.7g	3g	2g
1 大匙	15g	3g	2.5g	9g	6g

標準量杯．湯匙等的使用方法

●本書所使用的量杯為200CC，1 大匙為 15CC，1 小匙為 5CC，迷你匙為1CC，並附帶刮平用木片，利用各種器具計算的各調味料的重量如表所示。

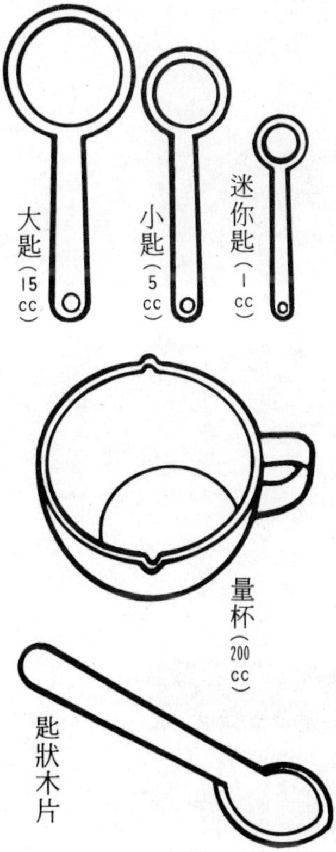

★迷你匙是方便計算食鹽1g(迷你匙)而使用的。

◎量杯．湯匙所表示的重量表(g)

食品名	小匙 (5 cc)	大匙 (15cc)	量杯 (200cc)
水．醋．酒	5	15	200
醬油	6	18	230
米酒	6	18	230
味噌	6	18	230
食鹽	5	15	210
白糖	3	9	110
砂糖	4	13	170
蜂蜜	7	22	290
果醬	7	22	270
麵粉(低筋麵粉)	3	8	100
太白粉	3	9	110
麵包粉	1	4	45
生麵包粉	1	3	40
燕麥	2	6	70
普通牛乳	6	17	210
番茄醬	6	18	240
英國辣醬油	5	16	220
蛋黃醬	5	14	190
乳酪粉	2	6	80
鮮奶油	5	15	200
芝麻	3	9	120
油	4	13	180
奶油．人造奶油	4	13	180
膨鬆油	4	13	180
米	－	－	160

大展出版社有限公司　圖書目錄

地址：台北市北投區(石牌)
致遠一路二段12巷1號
電話：(02)28236031
28236033
郵撥：0166955～1
傳真：(02)28272069

・法律專欄連載・電腦編號 58

台大法學院　法律學系／策劃
法律服務社／編著

1. 別讓您的權利睡著了 1　200元
2. 別讓您的權利睡著了 2　200元

・秘傳占卜系列・電腦編號 14

1. 手相術　淺野八郎著　150元
2. 人相術　淺野八郎著　150元
3. 西洋占星術　淺野八郎著　150元
4. 中國神奇占卜　淺野八郎著　150元
5. 夢判斷　淺野八郎著　150元
6. 前世、來世占卜　淺野八郎著　150元
7. 法國式血型學　淺野八郎著　150元
8. 靈感、符咒學　淺野八郎著　150元
9. 紙牌占卜學　淺野八郎著　150元
10. ESP超能力占卜　淺野八郎著　150元
11. 猶太數的秘術　淺野八郎著　150元
12. 新心理測驗　淺野八郎著　160元
13. 塔羅牌預言秘法　淺野八郎著　200元

・趣味心理講座・電腦編號 15

1. 性格測驗① 探索男與女　淺野八郎著　140元
2. 性格測驗② 透視人心奧秘　淺野八郎著　140元
3. 性格測驗③ 發現陌生的自己　淺野八郎著　140元
4. 性格測驗④ 發現你的真面目　淺野八郎著　140元
5. 性格測驗⑤ 讓你們吃驚　淺野八郎著　140元
6. 性格測驗⑥ 洞穿心理盲點　淺野八郎著　140元
7. 性格測驗⑦ 探索對方心理　淺野八郎著　140元
8. 性格測驗⑧ 由吃認識自己　淺野八郎著　160元
9. 性格測驗⑨ 戀愛知多少　淺野八郎著　160元
10. 性格測驗⑩ 由裝扮瞭解人心　淺野八郎著　160元

11. 性格測驗⑪ 敲開內心玄機	淺野八郎著	140 元
12. 性格測驗⑫ 透視你的未來	淺野八郎著	160 元
13. 血型與你的一生	淺野八郎著	160 元
14. 趣味推理遊戲	淺野八郎著	160 元
15. 行為語言解析	淺野八郎著	160 元

・婦 幼 天 地・電腦編號 16

1. 八萬人減肥成果	黃靜香譯	180 元
2. 三分鐘減肥體操	楊鴻儒譯	150 元
3. 窈窕淑女美髮秘訣	柯素娥譯	130 元
4. 使妳更迷人	成　玉譯	130 元
5. 女性的更年期	官舒妍編譯	160 元
6. 胎內育兒法	李玉瓊編譯	150 元
7. 早產兒袋鼠式護理	唐岱蘭譯	200 元
8. 初次懷孕與生產	婦幼天地編譯組	180 元
9. 初次育兒 12 個月	婦幼天地編譯組	180 元
10. 斷乳食與幼兒食	婦幼天地編譯組	180 元
11. 培養幼兒能力與性向	婦幼天地編譯組	180 元
12. 培養幼兒創造力的玩具與遊戲	婦幼天地編譯組	180 元
13. 幼兒的症狀與疾病	婦幼天地編譯組	180 元
14. 腿部苗條健美法	婦幼天地編譯組	180 元
15. 女性腰痛別忽視	婦幼天地編譯組	150 元
16. 舒展身心體操術	李玉瓊編譯	130 元
17. 三分鐘臉部體操	趙薇妮著	160 元
18. 生動的笑容表情術	趙薇妮著	160 元
19. 心曠神怡減肥法	川津祐介著	130 元
20. 內衣使妳更美麗	陳玄茹譯	130 元
21. 瑜伽美姿美容	黃靜香編著	180 元
22. 高雅女性裝扮學	陳珮玲譯	180 元
23. 蠶糞肌膚美顏法	坂梨秀子著	160 元
24. 認識妳的身體	李玉瓊譯	160 元
25. 產後恢復苗條體態	居理安・芙萊喬著	200 元
26. 正確護髮美容法	山崎伊久江著	180 元
27. 安琪拉美姿養生學	安琪拉蘭斯博瑞著	180 元
28. 女體性醫學剖析	增田豐著	220 元
29. 懷孕與生產剖析	岡部綾子著	180 元
30. 斷奶後的健康育兒	東城百合子著	220 元
31. 引出孩子幹勁的責罵藝術	多湖輝著	170 元
32. 培養孩子獨立的藝術	多湖輝著	170 元
33. 子宮肌瘤與卵巢囊腫	陳秀琳編著	180 元
34. 下半身減肥法	納他夏・史達賓著	180 元
35. 女性自然美容法	吳雅菁編著	180 元
36. 再也不發胖	池園悅太郎著	170 元

37. 生男生女控制術	中垣勝裕著	220元
38. 使妳的肌膚更亮麗	楊　皓編著	170元
39. 臉部輪廓變美	芝崎義夫著	180元
40. 斑點、皺紋自己治療	高須克彌著	180元
41. 面皰自己治療	伊藤雄康著	180元
42. 隨心所欲瘦身冥想法	原久子著	180元
43. 胎兒革命	鈴木丈織著	180元
44. NS磁氣平衡法塑造窈窕奇蹟	古屋和江著	180元
45. 享瘦從腳開始	山田陽子著	180元
46. 小改變瘦4公斤	宮本裕子著	180元
47. 軟管減肥瘦身	高橋輝男著	180元
48. 海藻精神秘美容法	劉名揚編著	180元
49. 肌膚保養與脫毛	鈴木真理著	180元
50. 10天減肥3公斤	彤雲編輯組	180元

・青春天地・電腦編號17

1. A血型與星座	柯素娥編譯	160元
2. B血型與星座	柯素娥編譯	160元
3. O血型與星座	柯素娥編譯	160元
4. AB血型與星座	柯素娥編譯	120元
5. 青春期性教室	呂貴嵐編譯	130元
6. 事半功倍讀書法	王毅希編譯	150元
7. 難解數學破題	宋釗宜編譯	130元
8. 速算解題技巧	宋釗宜編譯	130元
9. 小論文寫作秘訣	林顯茂編譯	120元
11. 中學生野外遊戲	熊谷康編著	120元
12. 恐怖極短篇	柯素娥編譯	130元
13. 恐怖夜話	小毛驢編譯	130元
14. 恐怖幽默短篇	小毛驢編譯	120元
15. 黑色幽默短篇	小毛驢編譯	120元
16. 靈異怪談	小毛驢編譯	130元
17. 錯覺遊戲	小毛驢編著	130元
18. 整人遊戲	小毛驢編著	150元
19. 有趣的超常識	柯素娥編譯	130元
20. 哦！原來如此	林慶旺編譯	130元
21. 趣味競賽100種	劉名揚編譯	120元
22. 數學謎題入門	宋釗宜編譯	150元
23. 數學謎題解析	宋釗宜編譯	150元
24. 透視男女心理	林慶旺編譯	120元
25. 少女情懷的自白	李桂蘭編譯	120元
26. 由兄弟姊妹看命運	李玉瓊編譯	130元
27. 趣味的科學魔術	林慶旺編譯	150元

28. 趣味的心理實驗室	李燕玲編譯	150元
29. 愛與性心理測驗	小毛驢編譯	130元
30. 刑案推理解謎	小毛驢編譯	130元
31. 偵探常識推理	小毛驢編譯	130元
32. 偵探常識解謎	小毛驢編譯	130元
33. 偵探推理遊戲	小毛驢編譯	130元
34. 趣味的超魔術	廖玉山編著	150元
35. 趣味的珍奇發明	柯素娥編著	150元
36. 登山用具與技巧	陳瑞菊編著	150元

・健康天地・電腦編號 18

1. 壓力的預防與治療	柯素娥編譯	130元
2. 超科學氣的魔力	柯素娥編譯	130元
3. 尿療法治病的神奇	中尾良一著	130元
4. 鐵證如山的尿療法奇蹟	廖玉山譯	120元
5. 一日斷食健康法	葉慈容編譯	150元
6. 胃部強健法	陳炳崑譯	120元
7. 癌症早期檢查法	廖松濤譯	160元
8. 老人痴呆症防止法	柯素娥編譯	130元
9. 松葉汁健康飲料	陳麗芬編譯	130元
10. 揉肚臍健康法	永井秋夫著	150元
11. 過勞死、猝死的預防	卓秀貞編譯	130元
12. 高血壓治療與飲食	藤山順豐著	150元
13. 老人看護指南	柯素娥編譯	150元
14. 美容外科淺談	楊啟宏著	150元
15. 美容外科新境界	楊啟宏著	150元
16. 鹽是天然的醫生	西英司郎著	140元
17. 年輕十歲不是夢	梁瑞麟譯	200元
18. 茶料理治百病	桑野和民著	180元
19. 綠茶治病寶典	桑野和民著	150元
20. 杜仲茶養顏減肥法	西田博著	150元
21. 蜂膠驚人療效	瀨長良三郎著	180元
22. 蜂膠治百病	瀨長良三郎著	180元
23. 醫藥與生活(一)	鄭炳全著	180元
24. 鈣長生寶典	落合敏著	180元
25. 大蒜長生寶典	木下繁太郎著	160元
26. 居家自我健康檢查	石川恭三著	160元
27. 永恆的健康人生	李秀鈴譯	200元
28. 大豆卵磷脂長生寶典	劉雪卿譯	150元
29. 芳香療法	梁艾琳譯	160元
30. 醋長生寶典	柯素娥譯	180元
31. 從星座透視健康	席拉・吉蒂斯著	180元
32. 愉悅自在保健學	野本二士夫著	160元

33. 裸睡健康法	丸山淳士等著	160 元
34. 糖尿病預防與治療	藤田順豐著	180 元
35. 維他命長生寶典	菅原明子著	180 元
36. 維他命 C 新效果	鐘文訓編	150 元
37. 手、腳病理按摩	堤芳朗著	160 元
38. AIDS 瞭解與預防	彼得塔歇爾著	180 元
39. 甲殼質殼聚糖健康法	沈永嘉譯	160 元
40. 神經痛預防與治療	木下真男著	160 元
41. 室內身體鍛鍊法	陳炳崑編著	160 元
42. 吃出健康藥膳	劉大器編著	180 元
43. 自我指壓術	蘇燕謀編著	160 元
44. 紅蘿蔔汁斷食療法	李玉瓊編著	150 元
45. 洗心術健康秘法	竺翠萍編譯	170 元
46. 枇杷葉健康療法	柯素娥編譯	180 元
47. 抗衰血癒	楊啟宏著	180 元
48. 與癌搏鬥記	逸見政孝著	180 元
49. 冬蟲夏草長生寶典	高橋義博著	170 元
50. 痔瘡・大腸疾病先端療法	宮島伸宜著	180 元
51. 膠布治癒頑固慢性病	加瀨建造著	180 元
52. 芝麻神奇健康法	小林貞作著	170 元
53. 香煙能防止癡呆？	高田明和著	180 元
54. 穀菜食治癌療法	佐藤成志著	180 元
55. 貼藥健康法	松原英多著	180 元
56. 克服癌症調和道呼吸法	帶津良一著	180 元
57. B 型肝炎預防與治療	野村喜重郎著	180 元
58. 青春永駐養生導引術	早島正雄著	180 元
59. 改變呼吸法創造健康	原久子著	180 元
60. 荷爾蒙平衡養生秘訣	出村博著	180 元
61. 水美肌健康法	井戶勝富著	170 元
62. 認識食物掌握健康	廖梅珠編著	170 元
63. 痛風劇痛消除法	鈴木吉彥著	180 元
64. 酸莖菌驚人療效	上田明彥著	180 元
65. 大豆卵磷脂治現代病	神津健一著	200 元
66. 時辰療法—危險時刻凌晨 4 時	呂建強等著	180 元
67. 自然治癒力提升法	帶津良一著	180 元
68. 巧妙的氣保健法	藤平墨子著	180 元
69. 治癒 C 型肝炎	熊田博光著	180 元
70. 肝臟病預防與治療	劉名揚編著	180 元
71. 腰痛平衡療法	荒井政信著	180 元
72. 根治多汗症、狐臭	稻葉益巳著	220 元
73. 40 歲以後的骨質疏鬆症	沈永嘉譯	180 元
74. 認識中藥	松下一成著	180 元
75. 認識氣的科學	佐佐木茂美著	180 元
76. 我戰勝了癌症	安田伸著	180 元

77. 斑點是身心的危險信號	中野進著	180 元
78. 艾波拉病毒大震撼	玉川重德著	180 元
79. 重新還我黑髮	桑名隆一郎著	180 元
80. 身體節律與健康	林博史著	180 元
81. 生薑治萬病	石原結實著	180 元
82. 靈芝治百病	陳瑞東著	180 元
83. 木炭驚人的威力	大槻彰著	200 元
84. 認識活性氧	井土貴司著	180 元
85. 深海鮫治百病	廖玉山編著	180 元
86. 神奇的蜂王乳	井上丹治著	180 元
87. 卡拉 OK 健腦法	東潔著	180 元
88. 卡拉 OK 健康法	福田伴男著	180 元
89. 醫藥與生活㈡	鄭炳全著	200 元
90. 洋蔥治百病	宮尾興平著	180 元

・實用女性學講座・電腦編號 19

1. 解讀女性內心世界	島田一男著	150 元
2. 塑造成熟的女性	島田一男著	150 元
3. 女性整體裝扮學	黃靜香編著	180 元
4. 女性應對禮儀	黃靜香編著	180 元
5. 女性婚前必修	小野十傳著	200 元
6. 徹底瞭解女人	田口二州著	180 元
7. 拆穿女性謊言 88 招	島田一男著	200 元
8. 解讀女人心	島田一男著	200 元
9. 俘獲女性絕招	志賀貢著	200 元
10. 愛情的壓力解套	中村理英子著	200 元

・校園系列・電腦編號 20

1. 讀書集中術	多湖輝著	150 元
2. 應考的訣竅	多湖輝著	150 元
3. 輕鬆讀書贏得聯考	多湖輝著	150 元
4. 讀書記憶秘訣	多湖輝著	150 元
5. 視力恢復！超速讀術	江錦雲譯	180 元
6. 讀書 36 計	黃柏松編著	180 元
7. 驚人的速讀術	鐘文訓編著	170 元
8. 學生課業輔導良方	多湖輝著	180 元
9. 超速讀超記憶法	廖松濤編著	180 元
10. 速算解題技巧	宋釗宜編著	200 元
11. 看圖學英文	陳炳崑編著	200 元
12. 讓孩子最喜歡數學	沈永嘉譯	180 元

・實用心理學講座・電腦編號 21

1. 拆穿欺騙伎倆	多湖輝著	140 元
2. 創造好構想	多湖輝著	140 元
3. 面對面心理術	多湖輝著	160 元
4. 偽裝心理術	多湖輝著	140 元
5. 透視人性弱點	多湖輝著	140 元
6. 自我表現術	多湖輝著	180 元
7. 不可思議的人性心理	多湖輝著	180 元
8. 催眠術入門	多湖輝著	150 元
9. 責罵部屬的藝術	多湖輝著	150 元
10. 精神力	多湖輝著	150 元
11. 厚黑說服術	多湖輝著	150 元
12. 集中力	多湖輝著	150 元
13. 構想力	多湖輝著	150 元
14. 深層心理術	多湖輝著	160 元
15. 深層語言術	多湖輝著	160 元
16. 深層說服術	多湖輝著	180 元
17. 掌握潛在心理	多湖輝著	160 元
18. 洞悉心理陷阱	多湖輝著	180 元
19. 解讀金錢心理	多湖輝著	180 元
20. 拆穿語言圈套	多湖輝著	180 元
21. 語言的內心玄機	多湖輝著	180 元
22. 積極力	多湖輝著	180 元

・超現實心理講座・電腦編號 22

1. 超意識覺醒法	詹蔚芬編譯	130 元
2. 護摩秘法與人生	劉名揚編譯	130 元
3. 秘法！超級仙術入門	陸明譯	150 元
4. 給地球人的訊息	柯素娥編著	150 元
5. 密教的神通力	劉名揚編著	130 元
6. 神秘奇妙的世界	平川陽一著	180 元
7. 地球文明的超革命	吳秋嬌譯	200 元
8. 力量石的秘密	吳秋嬌譯	180 元
9. 超能力的靈異世界	馬小莉譯	200 元
10. 逃離地球毀滅的命運	吳秋嬌譯	200 元
11. 宇宙與地球終結之謎	南山宏著	200 元
12. 驚世奇功揭秘	傅起鳳著	200 元
13. 啟發身心潛力心象訓練法	栗田昌裕著	180 元
14. 仙道術遁甲法	高藤聰一郎著	220 元
15. 神通力的秘密	中岡俊哉著	180 元
16. 仙人成仙術	高藤聰一郎著	200 元

17.	仙道符咒氣功法	高藤聰一郎著	220 元
18.	仙道風水術尋龍法	高藤聰一郎著	200 元
19.	仙道奇蹟超幻像	高藤聰一郎著	200 元
20.	仙道鍊金術房中法	高藤聰一郎著	200 元
21.	奇蹟超醫療治癒難病	深野一幸著	220 元
22.	揭開月球的神秘力量	超科學研究會	180 元
23.	西藏密教奧義	高藤聰一郎著	250 元
24.	改變你的夢術入門	高藤聰一郎著	250 元

・養 生 保 健・電腦編號 23

1.	醫療養生氣功	黃孝寬著	250 元
2.	中國氣功圖譜	余功保著	230 元
3.	少林醫療氣功精粹	井玉蘭著	250 元
4.	龍形實用氣功	吳大才等著	220 元
5.	魚戲增視強身氣功	宮　嬰著	220 元
6.	嚴新氣功	前新培金著	250 元
7.	道家玄牝氣功	張　章著	200 元
8.	仙家秘傳袪病功	李遠國著	160 元
9.	少林十大健身功	秦慶豐著	180 元
10.	中國自控氣功	張明武著	250 元
11.	醫療防癌氣功	黃孝寬著	250 元
12.	醫療強身氣功	黃孝寬著	250 元
13.	醫療點穴氣功	黃孝寬著	250 元
14.	中國八卦如意功	趙維漢著	180 元
15.	正宗馬禮堂養氣功	馬禮堂著	420 元
16.	秘傳道家筋經內丹功	王慶餘著	280 元
17.	三元開慧功	辛桂林著	250 元
18.	防癌治癌新氣功	郭　林著	180 元
19.	禪定與佛家氣功修煉	劉天君著	200 元
20.	顛倒之術	梅自強著	360 元
21.	簡明氣功辭典	吳家駿編	360 元
22.	八卦三合功	張全亮著	230 元
23.	朱砂掌健身養生功	楊永著	250 元
24.	抗老功	陳九鶴著	230 元
25.	意氣按穴排濁自療法	黃啟運編著	250 元

・社會人智囊・電腦編號 24

1.	糾紛談判術	清水增三著	160 元
2.	創造關鍵術	淺野八郎著	150 元
3.	觀人術	淺野八郎著	180 元
4.	應急詭辯術	廖英迪編著	160 元

5. 天才家學習術　木原武一著　160元
6. 貓型狗式鑑人術　淺野八郎著　180元
7. 逆轉運掌握術　淺野八郎著　180元
8. 人際圓融術　澀谷昌三著　160元
9. 解讀人心術　淺野八郎著　180元
10. 與上司水乳交融術　秋元隆司著　180元
11. 男女心態定律　小田晉著　180元
12. 幽默說話術　林振輝編著　200元
13. 人能信賴幾分　淺野八郎著　180元
14. 我一定能成功　李玉瓊譯　180元
15. 獻給青年的嘉言　陳蒼杰譯　180元
16. 知人、知面、知其心　林振輝編著　180元
17. 塑造堅強的個性　坂上肇著　180元
18. 為自己而活　佐藤綾子著　180元
19. 未來十年與愉快生活有約　船井幸雄著　180元
20. 超級銷售話術　杜秀卿譯　180元
21. 感性培育術　黃靜香編著　180元
22. 公司新鮮人的禮儀規範　蔡媛惠譯　180元
23. 傑出職員鍛鍊術　佐佐木正著　180元
24. 面談獲勝戰略　李芳黛譯　180元
25. 金玉良言撼人心　森純大著　180元
26. 男女幽默趣典　劉華亭編著　180元
27. 機智說話術　劉華亭編著　180元
28. 心理諮商室　柯素娥譯　180元
29. 如何在公司崢嶸頭角　佐佐木正著　180元
30. 機智應對術　李玉瓊編著　200元
31. 克服低潮良方　坂野雄二著　180元
32. 智慧型說話技巧　沈永嘉編著　180元
33. 記憶力、集中力增進術　廖松濤編著　180元
34. 女職員培育術　林慶旺編著　180元
35. 自我介紹與社交禮儀　柯素娥編著　180元
36. 積極生活創幸福　田中真澄著　180元
37. 妙點子超構想　多湖輝著　180元
38. 說NO的技巧　廖玉山編著　180元
39. 一流說服力　李玉瓊編著　180元
40. 般若心經成功哲學　陳鴻蘭編著　180元
41. 訪問推銷術　黃靜香編著　180元
42. 男性成功秘訣　陳蒼杰編著　180元

・精選系列・電腦編號25

1. 毛澤東與鄧小平　渡邊利夫等著　280元
2. 中國大崩裂　江戶介雄著　180元
3. 台灣・亞洲奇蹟　上村幸治著　220元

4.	7-ELEVEN 高盈收策略	國友隆一著	180 元
5.	台灣獨立（新・中國日本戰爭一）	森詠著	200 元
6.	迷失中國的末路	江戶雄介著	220 元
7.	2000 年 5 月全世界毀滅	紫藤甲子男著	180 元
8.	失去鄧小平的中國	小島朋之著	220 元
9.	世界史爭議性異人傳	桐生操著	200 元
10.	淨化心靈享人生	松濤弘道著	220 元
11.	人生心情診斷	賴藤和寬著	220 元
12.	中美大決戰	檜山良昭著	220 元
13.	黃昏帝國美國	莊雯琳譯	220 元
14.	兩岸衝突（新・中國日本戰爭二）	森詠著	220 元
15.	封鎖台灣（新・中國日本戰爭三）	森詠著	220 元
16.	中國分裂（新・中國日本戰爭四）	森詠著	220 元
17.	由女變男的我	虎井正衛著	200 元
18.	佛學的安心立命	松濤弘道著	220 元

・運動遊戲・電腦編號 26

1.	雙人運動	李玉瓊譯	160 元
2.	愉快的跳繩運動	廖玉山譯	180 元
3.	運動會項目精選	王佑京譯	150 元
4.	肋木運動	廖玉山譯	150 元
5.	測力運動	王佑宗譯	150 元
6.	游泳入門	唐桂萍編著	200 元

・休閒娛樂・電腦編號 27

1.	海水魚飼養法	田中智浩著	300 元
2.	金魚飼養法	曾雪玫譯	250 元
3.	熱門海水魚	毛利匡明著	480 元
4.	愛犬的教養與訓練	池田好雄著	250 元
5.	狗教養與疾病	杉浦哲著	220 元
6.	小動物養育技巧	三上昇著	300 元
20.	園藝植物管理	船越亮二著	200 元

・銀髮族智慧學・電腦編號 28

1.	銀髮六十樂逍遙	多湖輝著	170 元
2.	人生六十反年輕	多湖輝著	170 元
3.	六十歲的決斷	多湖輝著	170 元
4.	銀髮族健身指南	孫瑞台編著	250 元

國家圖書館出版品預行編目資料

過敏者的飲食／永田良隆、隅川喜子、小川久惠著,
莊雯琳譯； －初版－臺北市，大展，民 87
面；21 公分－（飲食保健；12）
譯自：アレルギーの人の食事
ISBN 957-557-843-0（平裝）
1. 過敏症　2. 食物治療　3. 食譜
415.27　87009032

ARERUGI NO HITO NO SHOKUJI

Originally published in Japan by Josei Eiyou Daigaku Suppanbu in 1990
Chinese translation rights arranged through
KEIO CULTURAL ENTERPRISE CO., LTD in 1996

版權仲介：京王文化事業有限公司

過敏者的飲食　ISBN 957-557-843-4

原 著 者／永田良隆、隅川喜子、小川久惠
編 譯 者／莊　雯　琳
發 行 人／蔡　森　明
出 版 者／大展出版社有限公司
社　　址／台北市北投區（石牌）致遠一路 2 段 12 巷 1 號
電　　話／(02) 28236031・28236033
傳　　真／(02) 28272069
郵政劃撥／0166955—1
登 記 證／局版臺業字第 2171 號
承 印 者／國順圖書印刷公司
裝　　訂／嶸興裝訂有限公司
排 版 者／千兵企業有限公司
電　　話／(02) 28812643
初版 1 刷／1998 年（民 87 年） 7 月

定　　價／280 元